長生き
するなら
知っとこう

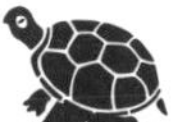

早合点《はやがてん》認知症

認知症専門医
内田直樹

サンマーク出版

はじめに

世界の国々のなかでもトップクラスの高齢化率とスピードで、日本は２００７年に「超高齢社会」に入りました。超高齢社会とは、人口の約5人に1人は65歳以上ということですから、人々の関心が高齢者の暮らしや、高齢期の健康、エイジングなどに向くのは当然ですね。

なかでも「認知症」は関心の高いトピックで、中高年だけでなく幅広い世代が、「認知症にだけはなりたくない」と恐れます。

そんな不安を背景に、認知症予備軍（グレーゾーン）から戻れるなどとうたう「脳トレ」が流行したり、予防にいいとされる「サプリ」がもてはやされたりします。

そんな話題に触れるたび私は、脳トレやサプリの前に、取り組むべき肝心なことがあるのに、と感じてきました。やみくもな不安や心配に振り回される前に、考え、備えるべきことがあるのに、と。

それは一般の人だけでなく、医療や介護に携わる人においてもそうで、認知症に偏見をもち、誤解している人はとても多く、肝心なことが知られていない、そう痛感しています。

肝心なこと――それは、認知症は実は治療ができる場合があること、そして、誤診の危険が身近にあること。**残念ながら、多くの人の認知症観は、実際と大きくズレていて、偏見や誤解を背景に生まれた認知症観と過大な心配を、私は「早合点認知症」と呼ぶことにしました。**

たとえば治療ができる認知症なのに、認知症だから仕方がない、治療法はないと早合点されていたり、ほとんど意味のない予防法が流行ったり、認知症の状態にある人の症状に対し、不適切な対応が行われていたり……「早合点認知症」とは、そんな現状に、みなさんに気づいてもらうための造語です。

そして本書は、これまであまり伝えられてこなかった認知症の「実際」や「正しい知識」をお伝えし、治療できる認知症の見逃しや誤診を防ぎ、実効のある予防や備えをしていただくために書きます。

＊＊＊

私は「たろうクリニック」（福岡県福岡市）という在宅診療を中心としたクリニックの院長で、日々、主に福岡市内の自宅や施設で過ごす高齢者の診療に当たっています。当院は私も含め精神科医を中心に、内科医や外科医と協働して、患者さんの健康と暮らし、そしてお看取りを支える体制です。

患者さんの約8割は認知症と診断されている人で、重度認知症の人を対象としたデイケア施設「うみがめ」も併設していますので、主に認知症の人の診療と、生活支援をしている医師だとご理解ください。

そんな私の臨床感からも、確かに、認知症と診断をされる人は増えていて、これからの社会には認知症の人が増えていくと言えます。ただし同時に、認知症を誤解したまま、必要以上に認知症を恐れている人も増えていると感じます。

たとえば、「認知症」とは病名ではなく、状態を示す言葉で、認知症の状態になる病気には、「治療ができるものがある」ことをご存知でしょうか？

また、認知症の診断後も、さまざまな支援や身近なテクノロジーを利用して、仕事や趣味に生きがいを感じながら、自分らしい生活をしている方がいることをご存知でしょうか？

ある軽度認知症の方は、記憶に不安を覚えるようになってから1冊のノートに「今日すること」と「今日したこと」などをこまめに記録する習慣をもち、自力でもの忘れを補っています。

忘れること、できないことが生じてきても、できることのほうを見ていて忙しく、元気に多趣味のマイライフを謳歌し続けている。認知症で生じやすい記憶のエラーと対処のコツを理解していれば、それは可能です。

もし、このようなことをよくご存知でなかったら、ぜひ本書をお読みいただき、認知症に対する不安は、「誤解していたからだった」と、安心していただきたいと思います。

＊＊＊

本書をお読みいただき、認知症について理解が深まると、誤解に基づくイメージとは違うことがわかっていただけると思います。もう少していねいに言うと、認知症とは「グラデーションをもったものだ」ということがわかるのです。

つまり、認知症とは、多様・多彩な状態を指す言葉。それなのになぜ、認知症はこうまで誤解されたまま、恐れられるようになったのでしょうか。

1つには、**認知症に関する報道はアルツハイマー型認知症の重症例ばかりを多く取り上げていることから、偏った「ザ・認知症」のイメージがつくられてきたことが、影響しているのではないかと思います。**

それは、ある人では「認知症の人は当てもなく意味もなく歩き回り、暴力的になる」、またある人では「認知症になると自分を失って、別人のようになってしまう」など、その人の知識と経験によってその「ザ・認知症」のイメージはいろいろです。

それでも、怖くなるのも当然な偏見に満ちている点は共通していて、多くの人が「認知症になったら大変だ」と恐れるようになってしまったのでしょう。


しかし、そのイメージのような症例がまったくないわけではないけれど、「ザ・認知症」のイメージを一旦脇に置いて、認知症を理解していくのがよいのです。

認知症かもしれないと考えたり、認知症と診断されたりして、「これから」を考えるときにも、当事者や周囲の人が、その認知症の「多様さ」を前提にするといい。この場合の多様さというのは、ある意味「わかりにくさ」であって、認知症だからどうと一概に言えないものだと認めることです。

そのほうがかえって、認知症と診断された後も適切な治療を受け、その人らしい生活を続けるために、どんな備えが必要か具体的になります。本書ではそういった具体策もご紹介していきましょう。

日本では2060年まで認知症の人は増え続けると推計されています。すると長生きして、自分が認知症にならなかったとしても、身近な、大切な人が認知症の状態になる可能性はあるわけですから、正しい知識は誰にとっても必要です。

ニュースなどで「高齢になって認知症になる人は何百万人」などと聞くと、認知症の人を1つの「ザ・認知症」集団として見て、認知症ではない人と分けて考えてしまいそうになります。

認知症ではない人は、自分とは違う存在と考え、認知症になるということは、まるで自分と違う存在になるようで、怖くなってしまう。

しかし、認知症は長寿社会を生きるみんなのテーマで、「ザ・認知症」のイメージは実像とは異なる偏見です。ぜひこの機会に認識をアップデートしましょう！

本書ではまず、「ザ・認知症」という偏見を背景に、認知症がどのように誤解されているかを紹介し、その結果、「誤診」や「早合点認知症」という状態を招いていることをお伝えするところから始めます。

これらは私が認知症の診療に当たるなかでもよく遭遇していること。第1章より順に、くわしく解説しましょう。

第1章

認知症はこう「誤解」されている

「もの忘れ＝認知症」という誤解

第2章 「治せる認知症」を見逃すな！

第3章

認知症の「予防」と「病院へのかかり方」

第4章 知っておきたい「軽度認知障害」と「若年性認知症」

「軽度認知障害（MCI）」を正しく理解しておこう

第5章 認知症の「治療」と「暮らしの支援」

第6章 認知症とともに「自分らしく」生きていく

認知症対処社会の、その先へ

装丁　井上新八
構成　下平貴子
本文デザイン　石川清香（Isshiki）
図版／イラスト　米川リョク
本文DTP　天龍社
編集協力　鷗来堂
編集　橋口英恵（サンマーク出版）

第1章

認知症はこう「誤解」されている

「もの忘れ＝認知症」という誤解

「認知症＝アルツハイマー型認知症」は勘違い

中高年以上となり、日常生活でもの忘れが増えたり、探しものが増えたりすると、「認知症かもしれない」と考える人が少なくないようです。

それにはいくつか理由があると考えられますが、いちばんの理由は、日本で最も多い「アルツハイマー型認知症」の代表的な症状が「もの忘れ」だと知られているからでしょう。しかし、この解釈にはいくつもの誤解が隠れています。

1つは「認知症＝アルツハイマー型認知症」という誤解。

認知症に関するメディアの情報はアルツハイマー型認知症のことに偏っていますから、誤解をしていたとしてもやむを得ません。しかし、認知症の原因となる脳の障害を起こす病気は70以上もあるとわかっています。

原因となる70以上の病気のなかで、確かにアルツハイマー型認知症が全認知症の6〜7割を占め、数として多いことは事実ですが、**認知症の可能性などを考えるとき、「アルツハイマー型以外の可能性もある」という視点をもっていることはとても大切です。**

アルツハイマー型認知症は70以上あるなかの1つ、なのですから。

そして、原因の病気によって認知症の症状は多様です。アルツハイマー型以外で、もの忘れの症状があまり出ないタイプ（病型といいます）もあります。

認知症＝アルツハイマー型認知症、もの忘れ＝認知症という誤解をしていると、「もの忘れの症状があまり出ないタイプの認知症」を見逃すリスクもあるわけです。

４大認知症と呼ばれる「アルツハイマー型」「血管性」「レビー小体型」「前頭側頭型」それぞれの症状の特徴などは第３章で、その他の原因疾患によるもののうち、代表的な認知症の特徴は第２章で述べることとし、さらにもの忘れにまつわる誤解を深掘りしていきましょう。

「もの忘れ＝認知症」は勘違い

「もの忘れイコール認知機能低下」と考えるのも誤解です。

人の認知機能にはさまざまなものがあり、記憶だけではありません。脳で行う思考、理解、判断などすべての知的な機能全体が「認知機能」です。

私たちがこの機能を暮らしのなかでどんなふうに使っているかというと、物事の判断や集中力の維持、距離や空間の把握、時間配分、複数の作業の同時進行、ＴＰＯで言葉を使い分ける、ＴＰＯに合った身だしなみをするなど。認知機能を使ってさまざまな行為をしています。

そうした機能の総称なので、もの忘れだけを取り上げて「認知機能が低下した」というのは早急すぎます。

そして、そもそも認知症というのは、「一度、正常に発達した認知機能が、後天的な脳の障害によって持続性に低下し、そのために日常生活や社会生活に支障をきたすようになった状態」のことです。

たとえ〝もの忘れ〟という認知機能の一部の変化があっても、日常生活などに支障をきたすような状態でなければ、認知症の定義からは外れます。

これはとても大事なことなので、強調します！

認知症とは原因の病気による脳の変化のことではなく、暮らしの障害のこと、「状態」をいうのです。

そこで、さまざまな方法でもの忘れを補う工夫ができ、暮らしの障害を減らすことができたら、原因の病気があって、認知症の状態になったけれど、その後「困った状態」は改善できた、ということになりますね。

　このような場合、「認知症が治った」と言えるかどうかは議論が分かれるところですが、それを議論するより、ご本人やご家族にしてみたら「暮らしの障害が減る、なくなる」ことのほうが重要です。

　ですから、認知症の可能性を考えるときには、どのような認知機能の変化があり、暮らしの障害があるか、生活全般を見て、「困った状態」の解消を試みていくことがまず大切になります。

　どのような工夫で暮らしの障害を減らせるかなどは他の章でおいおい述べるとして、もういくつか、もの忘れにまつわる大いなる誤解を紹介しましょう。

「加齢によるもの忘れ」と「認知症のもの忘れ」はこう違う

　認知症のもの忘れには特徴があり、よくある「〇〇をどこに置いたか思い出せない」といったもの忘れとは、ちょっと性質が違います。この違いを理解するには、私たちがエピソードを記憶する際のメカニズムを理解するのが近道なので、それから説明しましょう。

私たちが経験した出来事やイベントなどを覚えている記憶を「エピソード記憶」と言い、エピソード記憶を保ち、活用するには次の3つのステップを踏んでいます。

①記銘　記憶のファーストステップ。エピソードを覚えます。
②保持　セカンドステップは「エピソードの記憶の塊」を脳の記憶の棚にしまいます。
③想起　サードステップは必要に応じて記憶の棚から塊を取り出して、思い出し、暮らしに活かすことです。

加齢にともなって増えるもの忘れは「③想起」のトラブルによるものです。

年齢を重ねるほど、記憶棚はさまざまなエピソードの記憶の塊でいっぱいになっていくので、必要なものをなかなかさっと取り出せなくなるわけです。

しかし、ちょっとしたきっかけで思い出せることもあります。たとえば、何か探しものをしていたとき、前回使ったシチュエーションを思い出したり、誰かから「昨日、使っていた」などとヒントをもらったりしたら、「作業途中に来客があって手を止めた」↓「来客を出迎えた」↓「玄関！」という具合に思い出し、見つけることができます。

一方、認知症によって起こるもの忘れは「① 記銘」の障害です。エピソードを覚えることができないため、新たなエピソードとして記憶棚に保持されない。**つまり、厳密に言えば「もの忘れ」というのもやや不適切で、覚えていないのであって、忘れているわけではないのです。**

そして、とくにアルツハイマー型認知症の人などに「③ 想起」の機能が末期まで保たれる人が多いため、昔の記憶は残っています。ですから認知症の状態になったとしても、急に人が変わったりはしません。

記憶棚にあることは「③ 想起」されるため、ご高齢の認知症の人のご家族からは「同じ昔話ばかり聞かされる」とグチを聞くことはあります。でも、恐れるようなことではないですよね。

地域の歴史の話や、戦争体験など、勉強になる話もありますが、何度も聞く身になれば、グチの1つも言いたくなって当然。「やれやれ、まただよ。もう覚えちゃったよ」と、ぜひ主治医にでもグチをこぼして、笑い飛ばしてください。

ご本人には繰り返し話している自覚はなく、悪気もありません。そして、想起しながら昔語りをすることは認知症の人の認知機能低下を防ぐトレーニング「回想法」に当たり、よいことだとされています。

記憶の特徴を生かした「メモのひと工夫」

私たちの記憶には別の特徴もあって、メモをとったり、ＴＯ ＤＯリストを掲示したり、何度も繰り返し聞いたりすると覚えやすいもの。この特徴は認知症の人も同じです。

みなさんも「買いものメモ」を書いておくと、たとえメモを持って出かけるのを忘れても、買いたかったものが何か思い出しやすいのではないですか？　そして子どもの頃、親から何度も言われた小言は、いい年になってそろそろ忘れたくても、ことある毎に思い出します。覚える気がない駅のアナウンスや店内のＢＧＭなども、繰り返し聞いていると覚えてしまうでしょう。

さらに、感情をともなう記憶は覚えやすいという特徴もあり、この点も認知症の人は同じです。

みなさん、３日前の夕飯のメニューは思い出せなくても、お正月や誕生日、結婚記念日などに食べたメニューは思い出せるのではないでしょうか。

楽しさや喜びを感じた特別な日の記憶は、記憶棚でも特別な場所にしまわれるものなのでしょうか。感情とともに想起しやすいですね。

「さっきも言ったでしょ」が通じない理由

このような記憶のコツを利用して、我らがデイケア施設「うみがめ」ではコロナ禍の間、利用者さんたちに毎朝、感染症予防の必要性やマスク着用のお願いを繰り返し伝えた結果、クラスターの発生もなく、日々を安全に過ごすことができました。

「うみがめ」の利用者さんはすべて重度認知症の方々です。ときに、重度の人にそうした説明をしても理解してもらうのは難しい、マスク着用は拒否されやすいなどとされますが、「うみがめ」のスタッフの工夫で、予防対策が実施できていました。スタッフは利用者さん世代に共感してもらいやすいよう、新型感染症を「結核以上に怖い感染症」と理解を促す伝え方もしていました。

認知症の状態になると情報処理能力が低下するので、長々と説明するより、要点を端的に伝えるほうが伝わりやすいです。

相手が理解しやすいように伝え方に工夫をするというのは、本来、対人関係を円滑にするために誰もが気づかうことですよね。

認知症の人だから特別なわけではない。伝える側が工夫をせず、相手が重度認知症の人だから「伝わらない」と決めつけるのは失礼です。

認知症の人が繰り返し質問したとき、「何度も同じことを尋ねる」と言われたり、「さっきも言ったでしょ」と責められたりしたら、どうでしょうか。

「知らないこと」を尋ねただけなのに、身に覚えのないことでとがめられる。そんなことが何度も繰り返されたら不安になり、自信を失ってしまうのではないでしょうか。

一方、問いに向き合ってもらえなかった残念さや、責められて嫌な気持ちになった、その感情は記憶に残りやすいのです。それが度重なれば、じゃけんに扱う相手を避けたくなったり、怒ったりするのも当然だと思いませんか。

もの忘れ、といっても、「記銘」の障害と「想起」の障害ではまったく異なるものなのです。それを理解していて、記憶のコツを知っていれば、コミュニケーションエラーを防ぐことが可能です。互いのために、こうした知識があると重宝。エラーを防ぐことができると、認知症の捉え方もちょっと変わるはずです。

なお、私のクリニックでは、加齢によるもの忘れと認知症のもの忘れの混同を避けるため、かつて「もの忘れ外来」と呼んでいた認知症の専門診療を行う外来を「認知症外来」に改めました。認知症を診る外来が「もの忘れ外来」では、もの忘れイコール認知症という印象を是正しづらいからです。

加齢によるもの忘れと認知症のもの忘れには違いがあること、もの忘れイコール認知症とは限らないことを、読者のみなさんには覚えておいていただきたいと願います。

ただし、自分で「もの忘れが度重なっている」と感じ、「認知症かもしれない」と考えて専門外来を受診した経験がある人には、そういった経験がない人と比較して、その後、認知症の診断がつく人が多いとする調査結果もあります（専門的には、「自覚的認知機能障害」といいます）。

ですから、心配に思うとき、受診をして専門的な検査を受け、必要なら経過を見ていくことは有意義です。認知症の早期診断の大切さについては次章で解説しますので、そちらも併せてお読みください。

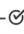

「年のせいだから仕方ない」と考える勘違い

認知症の最大の要因は「年齢」ではなく「老化」である

訪問診療をしていて度々、感じることの1つが、「人によって老化のスピードは違い、見た目だけで75歳か、95歳かは区別がつかない」ということです。

何が老化を早めるのか、一概に示すのは難しいのですが、遺伝的な影響があり、さらに生活習慣や持病の有無などが大いに関係すると感じます。**年齢と老化は決してイコールではありません。**

そして、老化が早い人ほど認知症を早く発症するとも思います。

認知症の最大のリスク因子は「年をとること」とされますが、それは**年齢を重ねていくということなのではなくて、老化が進むことで認知症の状態になっていく**ということなのです。

年齢は何歳でも老化が早く、認知症が進行し、自分の身の回りのことのほとんどを人に委ねて暮らしている人がいる一方、100歳を超えても老化を感じさせず、認知症の状態ではない人もいて、年齢はただの数字だと思うようになりました。

137ページではアルツハイマー型認知症の原因であるアルツハイマー病の進行度、重症度を評価するためのスケール「FAST」を紹介しています。この表の最右列に、私たちが左列の機能を何歳頃に獲得するかが示してあります。

これを見ていただくと、アルツハイマー病の進行過程は、赤ちゃんの発育・発達の逆をたどることがわかり、つまり、アルツハイマー病とは老化の一部だと考えることもできると感じます。

少し前のこと、私の大叔父（93歳）がSNSを始めて、私に友達申請がありました。しかし私は大叔父の年齢を考え、「きっと〝なりすまし〟だろう」としばらく放置していたのです。すると叔母（大叔父の娘）との会話の機会に「『直樹が申請許可してくれない』と嘆いていた」と聞いて、失礼を反省したのでした。

高齢者医療に携わるなかで年齢はただの数字だと実感しながら、身近な人に対してエイジズムがあったことに気づきました。

エイジズムとは「高齢者だから」と年齢の型にはめて考えること。年齢を理由に、偏見で差別することを意味する言葉です。

大叔父を客観的に見れば、自分らしく生活を楽しむ達人。老いを感じさせない人ですから、改めてエイジズムで人をみるものではないと感じた出来事でした。

「身の回りのこと」がどのくらいできるかを測る「尺度」

先にも「認知症とは暮らしの障害」と書きました。これをもう少していねいに言うと、**生活上で必要になる「身の回りのことをする」**が、**具体的に、自分でどれくらいできるか、できないか、**ということになります。

こうした状態を評価する国際的な尺度があって、**IADL（手段的日常生活動作）**というものです。39ページに日本老年医学会が示している表を載せました。

これらをチェックして、合計点数が高いほど、暮らしの障害はないと考えます。

表をご覧になって、何か感じたでしょうか。

「年をとったら、こういうことができなくなるのも仕方がないのでは？」

そのように感じる人が少なくないのではないかと思いますが、その印象は勘違いで、結果として認知症の進行を速めてしまう危険もあるので、説明しましょう。

認知症の状態になる人が多い80代には、生活上、自分でできないことが増えることが多く、本人も、周囲の人も「年だから仕方がない」と考えがちです。

しかし、先にも述べたとおり、年齢はただの数字で、80代でも一人暮らしで、自分の身の回りのことを自分で「采配」して行っている人もいます。采配というのは、全部自力で行わなくても、他者のサポートも「自力の一部」として利用している場合も含むからです。手を貸してもらえる先が多いほど、「自力」のパワーが強いと考えられます。

一方、身の回りのことが自分でできない、采配も人に委ねざるを得なくなってきた場合、これは単純に年齢のせいではありません。

年をとり、老化し、認知症の状態になったため生活に支障をきたしている。

そう考えるのが正確で、大切です。なぜなら、この認知症の初期段階を見逃してしまうと、家庭内に引きこもった生活となりやすく、できないことが増え、認知症の進行が加速してしまう危険があるからです。

先にも述べた「ザ・認知症」のイメージが重度認知症の状態に偏っているため、本人も、周囲の人も「年だから仕方がない」、「(イメージとは違うから)まだ認知症ではない」と考えてしまうのではないでしょうか。

項目	採点
A 電話を使用する能力	
1. 自分で番号を調べて電話をかけることが出来る	1
2. 2, 3 のよく知っている番号であればかけることが出来る	1
3. 電話には出られるが自分からかけることは出来ない	1
4. 全く電話を使用出来ない	0
B 買い物	
1. すべての買い物を自分で行うことが出来る	1
2. 少額の買い物は自分で行うことが出来る	0
3. 誰かが一緒でないと買い物が出来ない	0
4. 全く買い物は出来ない	0
C 食事の支度	
1. 自分で考えてきちんと食事の支度をすることが出来る	1
2. 材料が用意されれば適切な食事の支度をすることが出来る	0
3. 支度された食事を温めることは出来る、あるいは食事を支度することは出来るがきちんとした食事をいつも作ることは出来ない	0
4. 食事の支度をしてもらう必要がある	0
D 家事	
1. 力仕事以外の家事を1人でこなすことが出来る	1
2. 皿洗いやベッドの支度などの簡単な家事は出来る	1
3. 簡単な家事はできるが、きちんと清潔さを保つことが出来ない	1
4. 全ての家事に手助けを必要とする	1
5. 全く家事は出来ない	0
E 洗濯	
1. 自分の洗濯は全て自分で行うことが出来る	1
2. 靴下などの小物の洗濯を行うことは出来る	1
3. 洗濯は他の人にしてもらう必要がある	0
F 交通手段	
1. 1人で公共交通機関を利用し、あるいは自家用車で外出することが出来る	1
2. 1人でタクシーは利用出来るが、その他の公共輸送機関を利用して外出することは出来ない	1
3. 付き添いが一緒なら、公共交通機関を利用し外出することが出来る	1
4. 付き添いが一緒であれば、タクシーか自家用車で外出することが出来る	0
5. 全く外出することが出来ない	0
G 服薬の管理	
1. 自分で正しい時に正しい量の薬を飲むことが出来る	1
2. 前もって薬が仕分けされていれば、自分で飲むことが出来る	0
3. 自分で薬を管理することが出来ない	0
H 金銭管理能力	
1. 家計を自分で管理出来る(支払計画・実施が出来る、銀行へ行くこと等)	1
2. 日々の支払いは出来るが、預金の出し入れや大きな買い物等では手助けを必要とする	1
3. 金銭の取り扱いを行うことが出来ない	0

出典元では、男性の場合C、D、Eの項目は対象外となっていたが、現在では男性についても8項目で評価することが推奨される。
採点は各項目ごとに該当する右端の数値を合計する（0～8点)。点数が高いほど自立していることを表す。
出典：M. Powell Lawton & Elaine M. Brody, Assessment of Older People: Self-Maintaining and Instrumental Activities of Daily Living. The Gerontologist (1969) 9 (3_Part_1): 179-186, doi:10.1093/geront/9.3_Part_1.179. Translated and adapted by permission of Oxford University Press (OUP)/ on behalf of The Gerontological Society of America Translation disclaimer: "OUP and The Gerontological Society of America are not responsible or in any way liable for the accuracy of the translation. The Japan Geriatrics Society is solely responsible for the translation in this publication/reprint."
オックスフォード大学出版および米国老年学会は、翻訳の正確性には一切の責任を負いません。日本老年医学会のみが単独で翻訳の責任を負います。

しかし、認知症は暮らしの障害なので、ＩＡＤＬの低下が見られたら、認知症の状態になったと疑いましょう。

そして専門医療の受診や病型診断、暮らしのなかの支援・環境調整など〝次の手〟を早めに打つのがいいです。まず、どのような医療機関にアクセスするとよいかは、第３章で紹介します。

認知症を進行させてしまう「環境」がある

訪問診療では「愛情」ゆえにすべてを家族に委ねて、ＩＡＤＬを加速度的に失っているのかもしれない、と感じる高齢の方と会うことがあります。

最初は、身の回りのことをする不自由さや、時間がかかるようになったのを見兼ねて、家族が代わりに整えるようになったのかもしれません。しかし、その**愛情が自立度を低下させ、ＩＡＤＬや認知機能の低下をまねいてしまっている可能性を感じることがある、**ということです。

　家族は互いに家族のためを思っていることが伝わってきます。しかし、私が訪問診療をするようになる頃には、「できなくなったから家族が手助けした」のか、「家族が先回りで手助けしたから、できなくなった」のか、判別は難しいことが多い。

　一方で、認知症の人のなかでも、俗にいう〝おひとり様〟で「自分でやらなければならない」環境にある人の場合、ＩＡＤＬや認知機能の変化は比較的ゆるやかです。

　とはいえ、先回りの手助けが悪いなどというのではありません。安全性への配慮などから、それが必要な場面も往々にしてあります。

　ただし、こうしたことから老化のスピードや認知症の状態に、遺伝的な影響と生活習慣病の有無などとともに、**「環境」も影響する**ことがわかる、と考えられるでしょう。この視点が、認知症を理解するうえで、とても重要だと思っています。

　つまり、助けない（支えない）でもなく、助けすぎ（支えすぎ）でもない、「ほどよい」サポート。まさにこれからの社会全体の課題だと思い、私も考え続ける日々です。そしてこの社会の環境も、認知症フレンドリーな社会にアップデートすることが、みんなの早急の課題と思っています。

認知症と生活習慣病の関係については第3章、認知症の人への支援などについては第5、6章で詳しく述べます。

増やしてはいけない！「早合点認知症」

「治せる認知症」があることを知っておこう！

認知症の診断を受けると、その後、状態が悪化した場合に、「認知症だから仕方ない」と諦められたり、出ている「困った症状」を薬でなんとかする（鎮静する）ことだけが考えられたりするケースが現状は多いのではないかと危惧しています。

認知症を誤解していて、とても大切なことを見落としていると、そうなります。命にかかわる場合もあることなので、私はこうした現状を「早合点認知症」の残念な実例として、みなさんに知っておいていただきたいと思っています。

このようなケースは、治療ができる認知症なのに、認知症だから仕方がない、治療法はないと早合点されている状態です。みなさんが、「そういうことがある」と知識をもてば防げることですので、解説します。

多くの場合、認知症の進行はゆるやかで、急に悪化したり、昨日と今日が大きく違ったり、朝と晩で違ったりすることはありません。

もし急な変化があったら、「せん妄」という意識障害や、「うつ病」などの精神疾患が重なっていたり、治療ができる認知機能障害が重なっていたりして認知症の状態が悪化した可能性を考えてみるべきです。

認知症は進行性だから悪化しても仕方がないと諦めるのも、出現した症状にだけ対処するのもNG。まずは症状が変化した原因に目を向けることが大事です。

先に認知症の原因となる脳の障害を起こす病気は70以上もあることを述べました。**このなかには、治療ができるものが含まれます。そして、治療ができるものでも、医**

療へのアクセスが遅れると、治療をしても認知症の状態の改善が難しくなるものもあります。

また、1人の人に4大認知症のいずれかと、治せる病気が原因の認知症が重なっていることはよくあることです。4大認知症のうち2つが重なっていることもあります。ですから認知症はグラデーションをもっていて、わかりにくいものだと言うのです。わからなさに対して謙虚なまなざしで、いろいろな可能性を考慮する必要がある、と言えます。

症状の変化に気づいた場合も、真っ先に「改善できる可能性」について考えましょう。治療ができる病気によって起こる認知症の代表的なものについて、次の章で詳しくご紹介します。

医療や介護のプロにも起こる「早合点」から身を守れ

ここまで述べた数々の誤解・勘違い、そして早合点は、一般の人たちだけにあることではありません。いまはまだ、認知症の医療や介護に携わる人のなかにも、偏見をもっている人がいます。

それは人がこんなに長生きするようになったのが、この20、30年ほどのことで、認知症についていろいろなことがわかってきたのも最近だからです。認知症の診断や治療について学ぶ機会があまりなかった人も少なくないでしょう。


私が医者になったのは2003年でしたが、その翌年（2004年）12月から「痴呆」という言葉が認知症に改まりました。

とはいえ当時、患者さんに認知症の診断がついていると、病院で診てもらえないことがあるという状況もありました。

なぜならその頃の医療は「患者さんの病気を治し、社会復帰をめざす」もので、老化を診る医療教育は少なく、認知症の人の尊厳を守るといった意識も薄い時代でした。

しかし超高齢社会のいまは、認知症の人は診られないとなったら、患者さんは大きく減ることになります。何科の医師であっても認知症を理解し、対応力をもたざるを得ない時代となり、実際に多くの医師が関わっていますが、認知症について学ぶ機会が少なかった人も含まれるのです。

認知症の診断については次章でも述べますが、認知症を中心に診療している医師にとっても大変難しいもので、慎重にならざるを得ません。**慎重をきしても、現代医学では確定診断はできないのが認知症です。**

また、認知症に限らず、高齢者の病気の診断は若い人のそれと比べて難しいものです。なぜなら症状に「複数の持病の影響」「多剤服用の影響」「生活習慣の影響」「運動機能低下の影響」「メンタルヘルスの影響」などが関係することがあり、診断基準どおりに答えを出せないことが多いからです。

先にも述べたとおり、高齢者が認知症の状態になることは老化の一部とも考えられ、老化を診る医療はまだ成熟しているとは言えません。

しかし、認知症の診断の難しさはあまり理解されていないのです。そして医師が「もの忘れ＝認知症＝アルツハイマー型」と考えていたら、誤診も起こります。

日本は先進国のなかで「抗認知症薬」の処方がとても多くなっていて、その量は他国の5倍にもなっています。もの忘れを相談すると、すぐにアルツハイマー型認知症の診断がつき、抗認知症薬が処方されることがあるためでしょう。他の原因疾患や治療可能な認知機能障害の有無が検討されていないことが往々にしてあります。

医師だけでなく、医療のコメディカルスタッフ（医師以外の、リハビリ専門職などの医療従事者）、介護現場や地域で働く介護・福祉専門職にも、認知症の人を支えるための知識が不足している場合があります。

認知症の人の数の増加を考えると、比較的に「知識・経験を備えている医療や介護の人材」はまだまだ少ないと感じています。

そこで私たちが認知症の診断や治療に必要な知識を医師らと共有する努力を続けると同時に、ご本人やご家族、地域で支援者となる一般市民のみなさんとも知識を共有する必要を感じていて、この本もその1つのツールとなることを願っています。

認知症の最大のリスク因子は「年をとること」ですから、認知症という状態になることは長生きするほど誰にでも起こる可能性があることと言えます。

とても身近なことだから、みんなが正しく理解をしていたいもの。まず偏見や誤解の是正から、認知症を捉え直していきましょう。

なお、抗認知症薬については第5章でも述べます。

第2章

「治せる認知症」を見逃すな!

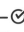

見逃しNG！　認知症を起こす「治療できる病気」

早合点認知症で見逃されやすい「病気」がある

ここまで認知症が大いに誤解されていることについて述べてきましたが、その弊害の1つが「誤った診断」です。

誤った診断とは、治療できる病気で認知症の状態になっているのに、アルツハイマー型認知症と思い込まれていたり、認知症になった原因疾患を検討しないまま「4大認知症の何かだろう」と見立てられていたりすること。

ある年、私のクリニックで認知症と診断した231例中、前医から紹介状があったケースは215例でしたが、紹介状にはただ「認知症」とのみ書かれていて、アルツハイマー型とも、レビー小体型とも、何も書かれていない人が2割を超えていました。すでにお伝えしたように、認知症とは状態にすぎません。認知症の状態にあることを確認したら、本来は次の段階としてその原因となる病気の検討に入ります。原因となる病気とは、アルツハイマー型など70以上あるものです。しかし、単に「認知症」としか書かれていないということは、この原因となる病気が何かという検討が行われていないことを意味し、「過小診断」と言えます。

誤診や過小診断では、アルツハイマー型認知症にしか適応のない抗認知症薬を服用することとなって、副作用で具合が悪くなることも起こり得ます。 治療できる病気が見逃されて、後で見つかったとしても治療開始が遅れたため、認知症の状態は改善しないことも起こり得ます。

また、医師などの医療者や介護職などによる誤診や誤った見立てのほかに、患者さんご自身やご家族が「自己診断を誤っている」ことも往々にしてあります。

先には「まだ『ザ・認知症』のイメージとは違うから認知症ではなくきっと年のせい」とする勘違いを紹介しましたが、**患者さんやご家族のなかには「きっとアルツハイマー型認知症に違いない」と自己診断をして、「アルツハイマー型認知症なら治療法はないから病院に行っても仕方がない」という勘違いをしていることもあるのです。**

どちらの場合も「受診しない」というのは共通なので、治療できる病気が原因であったとしても、診断・治療が遅れてしまいます。

認知症についての誤解が誤った診断をまねき、早合点認知症を増やす連鎖は実際に起きています。しかし、治療できる病気が原因の認知症もあり、「治療をすれば認知症の状態から回復する」という知識が誰かにあれば、連鎖を止められます。

認知症を疑ったら、まず、治療できる病気かもしれないと考え、治療可能な代表的な病気の特徴と照らし合わせ、検査をすること。たとえ医療者に知識が欠けていても、ご自身やご家族に知識があれば、医療者に情報提供をしたり、検査を求めたりすることができます。

認知症と診断され「急に症状が悪化」したら要注意

とくに、認知症と診断されていて、急に症状が悪化したと思われたとき、短期間に認知機能のスクリーニング検査（改訂長谷川式簡易知能評価スケール〈HDS－R〉など）の結果に大きな差があるときは、治療できる病気の合併を検討すべきです。

確かに、多くの認知症の原因疾患は進行性で、不可逆性のため、月日を経たのちは、認知症の人の暮らしの障害や認知機能の変化は進行していきます。一方、このあと紹介する脳外科、内科系などの病気が原因の認知症は、全認知症のうち数パーセントの発症率にすぎません。

しかし、数が少ないからといって、検討しないでいいとは言えません。現状、数多く見逃されているから、数パーセントにすぎないとされているのかもしれません。

治療できる病気の合併を見逃さないことは、認知症の診療・支援を最適化するための最重要ポイントだと、みなさんの理解が広がることを願います。

いくつもの病気を見逃さないために「血液検査」はマスト

「治療できる認知症」、つまり、認知機能を低下させ、暮らしの障害を起こすことがある病気で、血液検査で見つけることができるもの。

まずは代表的な**「ビタミンB_{12}欠乏症」「甲状腺機能低下症」**を紹介します。

ビタミンB_{12}欠乏症

偏食や、栄養の吸収障害を起こす消化器の病気（胃切除などの手術も）などが原因で、ビタミンB_{12}が不足し、認知症の状態になるのが「ビタミンB_{12}欠乏症」です。

ビタミンB_{12}の不足は血液検査でわかり、ビタミンB_{12}を補充する治療で認知機能障害などの症状が改善します。その後、再発を防ぐために、ビタミンB_{12}が不足した原因を探して、治療や生活改善が必要になりますが、いずれにせよ治療可能な問題なので、早期受診、発見が望ましいのです。

ビタミン不足と認知症が関係するとは、意外に思う人もいるかもしれません。しかしビタミン欠乏症によって認知機能障害や記憶障害、精神症状が生じることはめずらしいことではありません。アルコール依存症など特定のリスクをもつ人の場合、ビタミンB_1不足でも起こり、近年ではビタミンDの不足によっても認知症の状態になる可能性が指摘されています。

ですから、**認知症を疑うときは血液検査でビタミン欠乏症ではないことを確かめる**ことが大切です。

甲状腺機能低下症

また、甲状腺機能低下症（慢性甲状腺炎の「橋本病」を含む）も認知機能障害や意識障害、精神症状などをまねき、暮らしの障害を起こしますが、血液検査で見つけることができます。

病気がわかれば必要な甲状腺ホルモンを服薬する治療を行い、甲状腺機能の回復にともなって、認知機能低下などの症状が回復します。

これら治療可能な認知症を見逃さないために、特別難しいことをする必要はなく、まず血液検査を行い、病気があればスタンダードな治療をするだけのことです。

しかし、認知症の診断ではそこに目が向けられていないことがあり、抗認知症薬を処方されている人のうち、甲状腺機能の検査を受けていた人は数割にとどまっているという調査結果も出ています。

読者のみなさんはこれを機に、身近な人が認知症の診断を受けたら、血液検査でわかる病気を除外したうえでのことか、確かめてみてください。


4大認知症を検討するより先に、まずは血液検査から。

認知症の「早期受診」を推奨するのは、4大認知症を確認すること以上に、治療できる認知症を早めに見つけることが大切だからです。

受診のタイミングなどについては次章でさらに詳しく述べますので、参考にしてください。

「画像診断」で見つかる2つの「治せる認知症」

続いて、脳の画像診断によって見つけ、治療ができる病気で、認知症の状態になる代表的な脳の病気を2つ紹介します。**「特発性正常圧水頭症」と「慢性硬膜下血腫」**です。

特発性正常圧水頭症

特発性正常圧水頭症はとてもわかりやすい特徴が3つあります。その1つが認知症の状態（認知機能の変化により、暮らしの障害が生じた状態）。さらに次の2つのうち1つでも当てはまったら、可能性ありと考え、画像診断を受けましょう。

残り2つの特徴は「歩行障害」と「尿失禁」です。

歩き方が変わり、がに股ぎみになり、歩幅が狭くなり、すり足で歩き、ふらつきやすくなります。そして、頻尿になり、トイレに間に合わなくなってしまう。これらは「年のせい」「認知症のせい」とも混同されやすいので、要注意です。判別しにくく、心配なら、脳外科などで画像診断を受けて、特発性正常圧水頭症ではないことを確かめましょう。

というのも、特発性正常圧水頭症であれば脳脊髄液の流れを改善する「髄液シャント術」を受けることになり、治療が早ければ認知症の状態や、歩行障害などの症状が改善する可能性が高いからです。ところが、脳脊髄液が脳を圧迫していた期間が長いほど、脳のダメージは大きくなり、症状改善の可能性が低下してしまいます。

慢性硬膜下血腫

また、慢性硬膜下血腫は脳の静脈からじわじわ出血し、その血液が脳と頭蓋骨の間に少しずつたまって、外側から脳を圧迫する病気です。この圧迫によって認知症の状態が生じます。脳卒中（脳梗塞、脳出血）などとの違いは、頭痛やもの忘れ、話しにくさなどの症状がゆっくりと出てきて、進行していくところ。「年のせい」「認知症の悪化」などと思われ、見逃される危険があります。

血腫ができる原因はさまざまで、外傷（軽い頭部打撲や、脳が揺り動かされるような転倒事故など）のほか、大量飲酒、感染症、がん、動脈硬化、貧血などが原因となることもあります。

基本的には脳外科などで画像診断を受け、血腫を除去することで、後遺症を残すことなく認知症の状態や、頭痛などの症状は改善するのですが、発見が遅れれば後遺症が残る可能性が高くなります。

読者のみなさんは先の「血液検査でわかる病気」と同様、身近な人が認知症の診断を受けたら、画像診断でわかる病気が除外されているか、確かめてみてください。

認知症の「画像診断」を推奨するのは、４大認知症のいずれの病型かを確認すること以上に、治療できる認知症を早めに見つけるためです。画像診断の有効性については第３章でも述べます。

治療可能な認知機能障害・精神症状

疾患	気づきのポイント
薬剤の副作用	薬の内服内容のチェック
うつ病、精神的ストレス	うつ病の症状があるか。 二質問票法
甲状腺機能低下症	むくみ、食欲がないのに体重が増える、皮膚の乾燥、寒がりになる、無気力など
ビタミンB12欠乏症	食事をきちんとしていない
特発性正常圧水頭症	三主徴 （認知症、歩行障害、尿失禁）
慢性硬膜下血腫	麻痺、ふらつき、意識障害など
脳腫瘍	さまざまな症状、 無症状のこともあり
意識障害・せん妄状態	状態の時間的変動

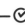

認知症と早合点されたり、認知症に重なったりする病気や意識障害

認知症の人に重なりやすい「うつ病」

精神疾患の1つ、うつ病は、認知症ととても関係が深い病気です。どのように関係しているか、ポイントを述べると、

- うつ病が認知症の初期症状のことがある
- 高齢者がうつ病になると、一見、認知症の状態のようになることがある（仮性認

知症）

- うつ病と認知症が合併する場合もある
- うつ病が治療で改善していても、長い時間を経た後でも、認知症に移行する可能性がある

などがあり、判別が難しいのです。

しかし、うつ病は治療ができる病気です。認知症の症状と早合点してはいけないし、合併した場合は、治せるうつ病の治療を優先します。

そこで、認知症を疑ったり、認知症の症状に悪化が見られたと感じたりしたら、うつの特徴的な症状である「不眠」と「食欲の変化」がないか確かめます。どちらか1つでもあったら、「うつ病のスクリーニング検査」をしてみましょう。

うつ病のスクリーニング検査は、２つの質問に答えるだけで、とても簡単です。

- この1カ月、気分が沈んだり、憂鬱になったりすることが「よくあった」か

●この1カ月、物事に対して興味がわかない、あるいは心から楽しめない感じが「よくあった」か

「よくあった」というのは、ほとんど1日中、ほぼ毎日あるということです。不眠または食欲の変化に加え、2つの質問のどちらかでもYESならば「うつ病」の可能性大と考えて、精神科や心療内科の診察を受けましょう。

うつ病と認知症をどう見分けるか

ただし、高齢の人のうつ病では気分障害が目立たず、頭痛や息切れ、倦怠感など体の不調を強く訴える場合もありますから、そのような場合、このスクリーニング検査に当てはまらないこともあると考えられます。

スクリーニング検査で陰性でも、不眠または食欲の変化に加え、体調不良の訴えが続くなら、うつ病の可能性を否定できません。内科的な持病などがあれば主治医に、

なければ精神科や心療内科に相談しましょう。

さらに、先に紹介した「甲状腺機能低下症」や「慢性硬膜下血腫」では抑うつや疲労感、意欲低下といった症状が出ることがあり、これらはうつ病でも出やすい症状ですから、血液検査や画像診断で「甲状腺機能低下症」や「慢性硬膜下血腫」ではないことを確かめる必要もあります。

また、抗認知症薬には添付文書に副作用として「うつ」や「うつ病」が明記されているものがあります。副作用でうつ症状が出ている可能性があるときは、まずは副作用を止めるため、うつ症状の治療を優先します。つまり、抗認知症薬の中止です。

抗認知症薬については第5章でも解説しますが、現在のところどの薬も有効性がかなり限られていて、明らかな治療効果が出ていないならば、服用を中止しても、そのことで認知症の症状が進行するようなことはありません。

ただし、抗認知症薬に限らず、どのような薬でも減薬したり、服用を中止したりするときは、減薬や中止によって別の症状が出るのを防ぐため、慎重に行わなければなりません。

決して患者さん自身やご家族の判断で薬を減らしたり、中止をしたりはせず、必ず薬を処方した主治医と相談し、適切なステップで行うようにしましょう。

NO 早合点！……認知症の多様性を知る事例❶

長年、かかりつけ医に高血圧と認知症を診てもらっていたA子さん（88歳）。食事がとれなくなり、体重減少が目立ったものの、主治医に相談しても「認知症だから仕方がない」「年だから仕方がない」と言われ、対応してもらえないとのことで、お孫さんとともに私のクリニックの認知症外来を受診しました。

食べられない理由を尋ねても、A子さん自身にその自覚はないようで、「食べているつもりですけど……」と、歯切れがわるい答えです。改訂長谷川式簡易知能評価スケールの結果は11点で、重度の認知症の状態でした。

まず、身体的に食べられない原因がないか調べることを勧め、近くの総合病院を紹介しました。CT検査なども受け、内科的には明らかな異常がなかったとのことでしたが、1カ月後の外来予約日前に「いよいよ食べなくなった。車椅子に移るのも難しくなった」とご家族から電話があり、外来ではなく訪問診療に切り替えました。

ご自宅には90歳を超えるA子さんの夫が同居していたので話を聞くと、とても親しくしていた人が半年ほど前に亡くなり、その後、「自分は重い病気で治らない」と言うようになり、食欲も減っていったことが判明しました。

うつ病に伴う心気妄想が出ていたと考えられ、今回の食欲低下は、中等度のアルツハイマー型認知症にうつ病が重なったものと判断しました。点滴で延命を行いながら、抗うつ薬の内服を開始すると、みるみる活気が出て、食欲が増えました。

そして訪問診療開始から2カ月後にはデイサービスに通えるほど回復しました。

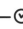

認知症と間違えられやすい「せん妄」

意識が「ゆらぎ」、認知機能に影響が出た状態「せん妄」

次にご紹介する「せん妄」とは、一般的にはあまり知られていない言葉かもしれませんが、医療界では「患者さんの年齢にかかわらず、手術後などに起きやすい状態」として知られ、重症者に起きやすいという認識から「ＩＣＵ症候群」などとも呼ばれています。

ところがせん妄は、もっと広い範囲で誰にでも起こることがあるもので、決して病院で起こるものとは限りません。認知症の人に重なって起こりやすい「改善できる認知機能障害」の代表的なものと言え、普段の生活の場でも起こります。

どのような状態かというと、覚醒はしているものの、自分のまわりのことがわかる能力「見当識」が低下しているような意識レベルで、イライラや不眠、精神的興奮を伴って、幻覚を見たり、妄想を述べたりします。「軽度から中等度の意識障害」の状態です。

こうした状態は認知症の症状と混同されたり、認知症の悪化と考えられたりしやすいので、極めて注意が必要なこととお考えください。

認知機能の土台にある「意識」がゆらいでいるため、認知機能に影響が出て、さまざまな状態を現すのです。**特徴としては、症状が比較的急に始まり、短時間の間に変動すること、夕方から夜間にかけて悪化しやすいことがあげられます。**

認知症の状態にあると「せん妄」を起こしやすい

せん妄のメカニズムを解説すると、脳の機能が低下している「準備状態」に、いくつもある「誘因」の何かが加わったときに起こると考えられています。

準備状態になる原因は2パターンあり、1つは身体的な病気が重症である場合で、もう1つは認知症（とくに脳血管障害による認知症）などで脳の機能が低下している場合です。

身体的な病気が重症といっても、大病や大けがとは限りません。血圧の変動、心肺機能の低下、発熱、下痢、脱水、貧血、手術直後、多量の飲酒、断酒など、とても身近な体調の変化によって準備状態となることもあります。

たとえば、高齢の人が夏場にエアコンをつけないまま室内で過ごしていて、体調を崩している状態も、準備状態と言えます。熱中症のリスクとともに、せん妄を起こすリスクも高い状態、ということです。

２０２４年の夏も猛暑が続きましたから、クリニックで訪問診療を担う医師たちは東奔西走してエアコンをつけてまわりました。高齢になると若い頃と比べて脳の機能が低下していて、暑さ、寒さに対して鈍感になっている場合も多いので、熱中症に加え、せん妄を防ぐためです。

つまり、認知症を疑うようなタイミングにある人や、認知症の人の場合はなおのこと「せん妄の準備状態にある可能性が高い」という視点で見守る必要があるということです。そしてせん妄が疑われたら、治療の基本として「誘因の除去」をします。

ところが、認知症に隠れてせん妄は見逃されやすいです。

せん妄の誘因となることというのは、実はそれほど希少な物事ではなく、認知症とせん妄の合併はめずらしいことではないのに、それが知られていません。往々にして、せん妄が認知症の周辺症状である「行動・心理症状（ＢＰＳＤ）」と間違われたり、認知症の悪化と考えられたりしています。

注意！　せん妄を起こす最大の誘因は「身近な薬」

せん妄を引き起こす最大の誘因は薬の服用で、74ページの表は誘因となりやすい薬の一覧です。表のとおり、医師が処方しなくても、ドラッグストアで買える薬も含まれるので、症状が見られたらこれらを服用していないか確かめ、服用をしていたらそれを中止し、誘因を除去することが治療となります。

せん妄を認知症の周辺症状である「行動・心理症状（BPSD）」と早合点し、薬を追加して症状を抑えようとするなどもってのほか、ということです。

ただし、処方されて飲んでいた薬に関しては、先にも述べたとおり、必ず主治医に相談し、離脱症状などを起こさないよう、慎重に減薬・中止をしていくことが鉄則です。

また、表でピックアップしたものに限らず、あらゆる薬剤はせん妄の誘因になり得るので、認知症の人に限らず、高齢の人の場合、「やめられる薬はやめる」がすこやかさを守る基本と考えましょう。

薬による健康被害を避けるには、薬の処方は1人の主治医に一本化することを希望する、処方医の一本化が難しければ、せめて調剤薬局を一カ所にする、薬が5種類を超えたら整理できないか主治医に相談するなど、何らかの対処をするのが賢明です。

せん妄の誘引となりやすい薬

緩和精神安定剤（抗不安薬、睡眠導入剤）
消化性潰瘍治療薬（H_2 ブロッカー）
抗パーキンソン病薬
抗生物質、合成抗菌薬、 解熱鎮痛剤、抗ウィルス薬
ステロイド

高齢者では「離別」や「孤立感」、「夕方になること」もせん妄の誘因に

せん妄は、ほかにも環境や、メンタルの状態などを誘因として起こる場合もあります。

どのようなことかというと、

- 入院や転居などによる急激な環境の変化
- 身近な人との離別や死別
- 経済的な問題や不安
- 周囲からの孤立感
- 睡眠を妨害されること
- 身体抑制をされ自由に動けない状態
- せん妄が起こりやすい夕方や夜間になること

なども誘因としてあげられます。**誰にでも起こる可能性がある出来事や、それに伴う心の状態の変化などが誘因になるのです。**

認知症の人は「時間」「場所」「人」の順にわからなくなる

先に、せん妄は「見当識」が低下しているような意識レベルのときに起こる状態と紹介しました。見当識とは、

- 時間……今の時刻、日付、季節がいつか
- 場所……自分がいまいる場所、住んでいる場所がどこか
- 人……自分の周囲にいる人が誰か

を認識する認知機能です。

認知症の人では一般的に、はじめに「時間」、次いで「場所」、そして「人」の順に障害が出るとされています。

せん妄がどのように現れるか、例をあげて説明しましょう。

たとえば軽度の認知症で、普段、時間の理解がやや低下しているものの、場所や人についての理解は保たれている人がいるとします。

しかし、夜になると度々場所がわからなくなり、自宅にいるのに「家に帰らないといけない」とそわそわするようになったら？

この人はせん妄の症状が出ている可能性が大きいと考え、誘因は何か探るのが◎。

普段の見当識障害の状態との違いが、せん妄を教えてくれているのです。

このようなとき、「眠れないのか？」と考えて睡眠導入剤の処方が出るなど、服用する薬を増やしてしまったら、症状はどうなるでしょうか。せん妄は見逃され、追加された薬は誘因になる可能性があるので、さらに症状が悪化するリスクが高まってしまいます。

NO 早合点！

認知症の多様性を知る事例 ❷

B男さん（72歳）は1年ほど前から、楽しみに通っていたゲートボールの日を忘れ、行きそこねることが増えていました。しかし、認知症のお母さんの介護経験があり、「認知症にはなりたくない」と思っていましたし、仲間から「ボケた」などと言われたくありません。何度かは、後から急用ができたと言い訳していましたが、そのうち行かなくなってしまいました。

ゲートボールに行かなくなって、仲間と小旅行に行ったり、会食したりする機会もなくなり、すっかり自宅に引きこもってしまったB男さん。妻は早逝し、長男家族と同居していましたが、長男夫婦は共働きで、留守にしていることが多かったので、B男さんの生活のリズムが崩れたことに、気づけませんでした。

ある日の夕方、中学生の孫がB男さんの異常に気づき、数日後、長男に伴われて私の外来を受診。

軽度のアルツハイマー型認知症とせん妄が合併している状態と診断しました。すぐに誘因を探したところ、B男さんは、食生活が不規則になり、胸焼けを感じるようになって、自宅にあったH2ブロッカー胃腸薬を服用していたというので、それをやめてもらいました。

胃腸薬の服用を中止した結果、数日でせん妄はなくなりました。

そして、B男さんと相談し、B男さんが最も信頼しているゲートボールのチームメイトに、軽度認知症の診断がついたもののゲートボールに行きたいこと、誘ってもらえれば行けると思っていることなどを話すことにしました。そして、快く協力してもらって、活動を再開することができたのです。

休養中に腕がにぶって、プレー中にミスショットをすることが増えてしまったそうですが、ちょっとうまい人がいるチームに入れてもらえて、ゲームを楽しめているようです。周囲の理解や協力もあって、元来のB男さんらしい元気さを取り戻しました。その後、せん妄の再発はなく、現状、認知症の症状にも大きな変化はありません。

「高齢てんかん」も見つかりにくい

てんかんとは、脳の神経細胞が一時的に過剰に活動することにより、一過性の症状が度々出る病気で、脳の一部が傷つくことなどが原因で起きます。

脳の傷の原因はさまざまで、大人の場合、過去の頭のけがや脳卒中の病後のほか、認知症の原因疾患による脳の変化も含まれます。

てんかんというと子どもに「けいれん発作」が出る病気と理解している人が多いかもしれませんが、実際は高齢者にとても多く、高齢者の100人に1～2人が高齢てんかんを発症していて、**認知症の状態にある高齢者の場合、てんかんの発症リスクは認知症ではない高齢者と比べて5～10倍高いこともわかっています。**

そして、高齢てんかんには特徴があり、けいれん発作が出ることは少なく、症状が出ているときにしか脳波の異常は見られないため、見つかりにくいと言えます。

つまり、認知症かもしれないと考えるタイミングや、認知症の診断を受けている高齢者では、認知症の症状と間違えられたり、認知症の悪化と早合点されたりする可能性がとても高いのです。

高齢てんかんの症状の特徴をまとめると次のようになります。

こうした症状があったら、「治療できる高齢てんかんの発作かもしれない」と考え、医療者や介護関係者、ご家族で情報共有しましょう。

- 急に意識が途切れ、動作が停止する
- 意識混濁と同時に口がもぐもぐ動いたり、手足が勝手に動いたりする「自動症」が生じる
- 異常は短時間（数十秒～数分）で終わるが、この間に話しかけられても反応しない
- 発作のあと数時間はもうろうとしている状態が続き、この間の会話はつじつまが合わず、攻撃的になったり、暴言を吐いたりすることもある

●発作後、多くの場合は発作が起きたことを覚えていない

とくに高齢てんかんの症状は認知症の周辺症状である「行動・心理症状（ＢＰＳＤ）」と間違われることがあるようです。そのような早合点をしないで、まず高齢てんかんの可能性に目を向け、可能性があったら治療につなぎましょう。

また、抗認知症薬には添付文書に副作用として「てんかん」が明記されているものがあります。副作用で高齢てんかんが出ている可能性があるときは、抗認知症薬を中止し、てんかんの治療を優先します。

第3章

認知症の「予防」と「病院へのかかり方」

4大認知症は予防できるのか

「生活習慣病」と認知症はここまで深く関係している

認知症の最大のリスク因子は「年をとること」とされますが、先にも、それは年齢を重ねるというより、年齢を重ねて老化が進むことだとお伝えしました。私の臨床感でも、老化のスピードが速いほど、認知症のリスクは高いと感じている、とも。

そのこととも関係するわけですが、**体の老化を進めてしまう「生活習慣病」は認知症になるリスクを上げる**、と言えます。

2024年に新たに出された「認知症発症の修正可能な因子の割合」と、同

2020年版をご覧ください（次ページ）。**4年の間に生活習慣病と認知症の関係がいっそう明らかになり、こうした因子が認知症のリスクになる確率がより高く評価されたわけです**（集団寄与危険割合5％増）。

さらに注目すべきは、寄与率の高い項目として「LDLコレステロール高値」が入り、「視力障害」も追加されたこと。

実は、これらは生活習慣病と深く関係する事項で、「メタボリックドミノ」という生活習慣病の連鎖を示す図とも合致しています（88ページ）。

LDLコレステロール値が高いなどの脂質異常は、動脈硬化を起こし、心筋梗塞や狭心症、脳梗塞をまねく要因となることがよく知られているでしょう。一方、視力障害と生活習慣病の関係はややわかりにくいかもしれないので、説明しておきましょう。

メタボリックドミノの最下流に「失明」とあります。

日本で失明原因の第1位は緑内障で、病気の原因ははっきりしていないとされているものの、欧米では、緑内障は「さまざまな原因で起こる視神経障害を含む病気の重積」、とくに視神経周囲の血流の悪化の影響大、と考えられているようです。

すると、この血流の悪化というのは、全身の、生活習慣病の原因となる血流の悪化の一部でしょうから、メタボリックドミノに緑内障の、（視力障害の末の）失明が含まれます。

さらに日本で失明原因の第2位は糖尿病性網膜症なので、やはり糖尿病由来の（視力障害の末の）失明もメタボリックドミノに含まれます。

視力障害が認知症と関係すると考えられるのは、私たちが「視覚」から実に多くの情報や刺激を受け取って生活をしていて、視力障害や失明によってそれが閉ざされてしまうためです。適切な眼科治療を受け、メガネなどの補助具を利用して視力を維持すると、認知症のリスクも低下するということです。

そもそもメタボリックドミノは上流の「メタボリックシンドローム」の手前まであれば、生活習慣の改善で後戻りでき、その先も、治療と生活習慣の改善で悪化予防が可能ですが、下流のある時点から不可逆的になってしまうと考えられています。

認知症発症の修正可能な因子の割合

2020年版では・・・

	危険因子	集団寄与危険割合（%）
若年期	低学歴	7
中年期	難聴	8
	外傷性脳損傷	3
	高血圧	2
	過度の飲酒（週にアルコール21単位以上）	1
	肥満	1
高齢期	喫煙	5
	抑うつ	4
	社会的孤立	4
	身体不活動	2
	大気汚染	2
	糖尿病	1
		合計　40%

2024年版になると・・・

新しい要因が追加されている

	危険因子	集団寄与危険割合（%）
若年期	低学歴	5
中年期	難聴	7
	LDLコレステロール高値	7
	抑うつ	3
	外傷性脳損傷	3
	身体不活動	2
	糖尿病	2
	喫煙	2
	高血圧	2
	過度の飲酒（週にアルコール21単位以上）	1
	肥満	1
高齢期	社会的孤立	5
	大気汚染	3
	視力障害	2
		合計　45%

生活習慣病を原因とする割合が5%も上がっている！

メタボリックドミノ

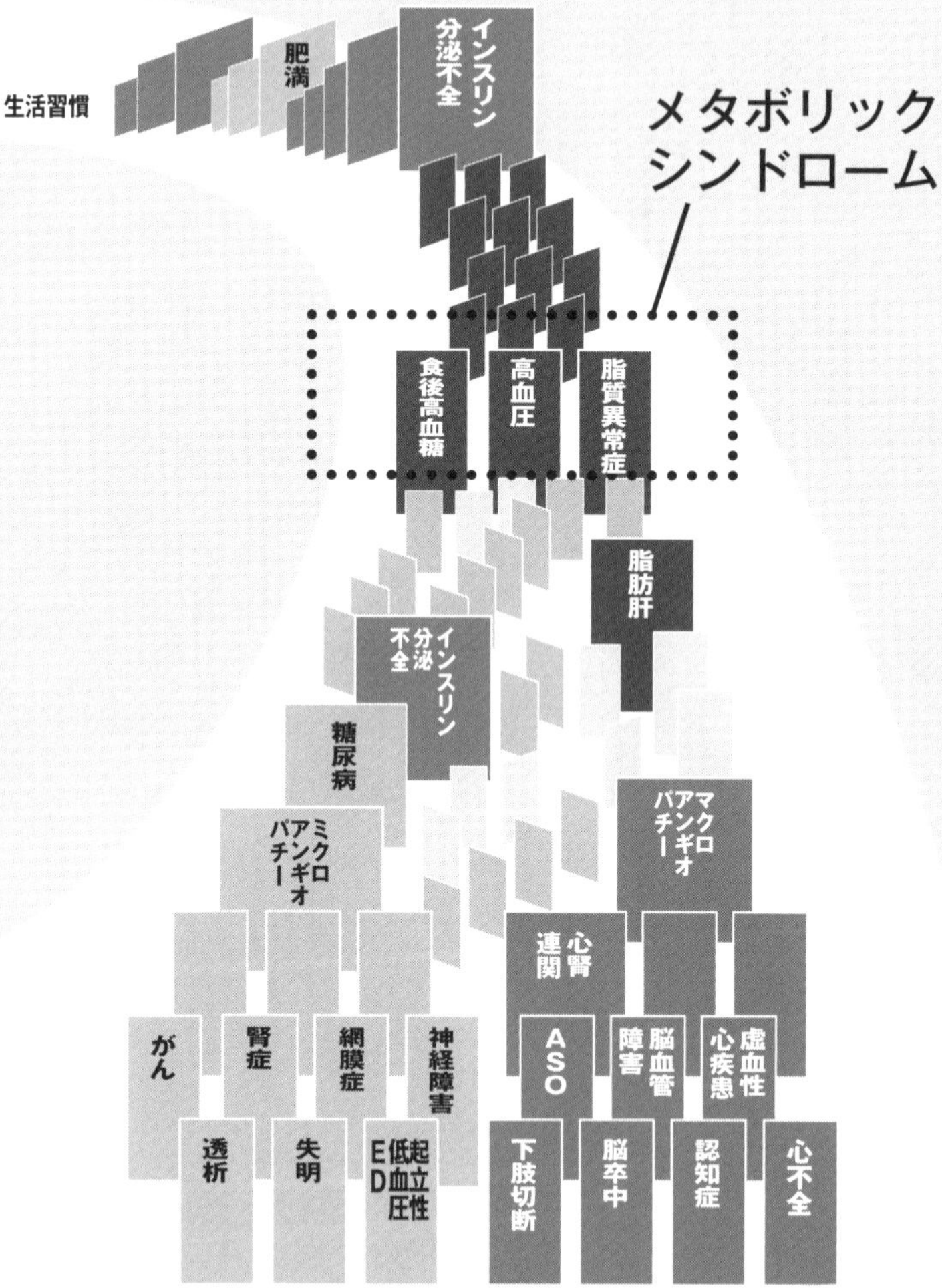

『日本臨床』61(10)1837-43(2003) をもとに作成

生活習慣病と認知症は密に関係していて、ドミノの上流にいる時点で生活習慣病を予防すること、病気になっても悪化を防ぐ治療をすることは、認知症の予防につながると言えるでしょう。

なお、日本最大の疫学調査として知られる久山町研究（九州大学大学院医学研究院衛生・公衆衛生学分野久山町研究室）でも、糖尿病や高血圧と認知症が密接に関係していることを示すデータは多数出ていて、研究室のホームページで公開されています。

生活習慣病予防のセルフケアのポイントは、バランスのいい食事、規則正しい生活、人とのつながりを保ち、話すこと、体を動かすこと、役割や目的をもって生きること、です。このポイントはまた後ほど、改めて解説します。

「お酒の飲みすぎ」も認知症と大いに関係する

生活習慣病を予防するために、お酒の飲みすぎはＮＧだと理解している人が多いと思います。そこで、ぜひ認知症の予防のためにもお酒の飲みすぎはNGと、知識をアップデートしていただき、お酒と上手に付き合う生活をしていきましょう。

過度な飲酒の習慣は脳を萎縮させることがわかっていて、アルコール性健忘症候群や認知症につながります。

治療（断酒）できることもあるので「治せる認知症」とも言えるのですが、現実的に治療はとても大変なので、予防を心がけるのが賢明です。

週あたりごく少量の飲酒（アルコール56g未満）なら、認知症の発症を遅らせるという報告もありますが、週にアルコール56g未満というのは、週あたりグラスワイン4杯までということ。1日ではなく1週間にグラス4杯ですから、本当にごく少量が限度です。

それ以上は脳を萎縮させ、健康被害を及ぼすリスクがあると覚えておきましょう。

内臓の病気を予防するうえでも、アルコールは女性ならびに高齢男性は20g／日以下、男性は40g／日以下の摂取にとどめることがのぞましいとされ、週に2日、連続して飲酒しない日をもつことが推奨されています。

ところが、お酒を飲むと眠くなるので、よく寝るために飲酒しているという人がいます。「飲まないと寝られないから、晩酌は欠かせない」として休肝日をもたない人もいます。

しかし、アルコールの睡眠に対する効果は「眠くなること」と、「睡眠の質を悪くすること」なので、アルコールを飲むと眠くはなるものの、睡眠の質が悪化してしまうため、よく寝るために飲酒するというのは本末転倒です。

そして睡眠の質の低下は、疲労やストレスの蓄積をまねき、生活習慣病になるリスクを上げてしまうなど、負の連鎖を起こすこともよくあります。

とくに高齢になるとアルコールの影響は大きくなり、アルコールを代謝する能力は低下するので、飲酒量が増えなくても（減っていても）、アルコールによる健康被害は大きくなることがあります。

断酒で「脳の萎縮」をとめる

そして、飲酒習慣のある人に認知機能の変化が生じたら、まず断酒をすることが大切です。**お酒は脳を萎縮させますが、6～7週間、断酒することで脳体積が増加したという報告もありますので、すぐに断酒を。**自発的な断酒が難しければ、主治医からも断酒を勧めてもらいましょう。

「飲むことの健康被害」を伝えても断酒できないときは、なぜ飲まずにいられないのか原因を探り、改善することから始める必要がありますから、ご本人と周囲のみんなにとって、根気がいるワークになることもあります。

そして長期間、飲みすぎの習慣があった人の場合、断酒をしても、月日を経た後にアルコールの影響でアルコール性の精神疾患や認知症の状態になることがあります。

そのため精神疾患や認知症の診断では飲酒の習慣や量、年月などについて質問されることもあります。正確に診断するために重要な情報ですので、ありのままを主治医に伝えましょう。

なお、心身のさまざまな症状や病気の治療をする薬には、断酒できなければ使えないものがいくつもあります。治療中もお酒を控えることが治療上、とても重要になることも多い。ですから、何もトラブルがないときから、日常的に飲酒する生活は改めておくのがベターなのです。

基本的には、お酒はハレの機会に、適量楽しむのが◎です。

認知症を予防する身近な工夫

認知症の予防と備えに「スマホ」を使いこなそう！

予防について述べる項の最後に、私がとっておきの認知症予防と思っていることをご紹介しましょう。**それはお手持ちのスマートフォンの機能を「やりたいことをする」ためにどんどん活用することです。**

みなさん、高性能の機種をお持ちだと思いますが、使いこなしていますか？

メッセージアプリや写真撮影以外も、楽しく利用しているでしょうか？

スマートフォンの多機能を使いこなしていると、認知症になったときにはスマートフォンが支援者の役目を果たしてくれることもある、強い味方になります。

つまり、予防だけでなく、備えになることなので、ぜひ、カレンダーやタイマー、マップの使い方を見直しましょう。健康なうちから、操作に慣れておけば、新しいことを覚えるのが苦手になっても、使い続けることができます。

自分が使いやすいように設定をし、情報を追加するなど、操作法を覚えたり、カスタマイズしたりすることは脳を使う、言わば脳トレです。

苦手と感じる人も、使ってみれば、思ったほど難しくはないことが多いようです。それはとにかく使いやすいよう、よくよく考えられて製品化されている高性能機器なので、「習うより慣れよ」というものなのかもしれません。

スマートフォンは、操作を間違ったからといってそう簡単には壊れないですし、いざとなれば一度、電源を落として、再起動させたり、キャリアショップに持ち込んだりすれば、元の画面に戻れるので、どんどん触りましょう。

そして、カレンダーのリマインド機能や、アラーム設定、自分がいまいる場所から、行きたい場所までのルート検索など、使い慣れておけば、未来の自分が困るのを防ぐ備えになるわけです。

続いて、新しくアプリケーションを追加して、好きなゲームや、他者との交流、よく利用するお店などのポイント集め（ポイ活）といった、楽しく、お得な使い方を見つけて、使い慣れておきましょう。ご家族やお友達がどんなアプリケーションを使っているか、情報収集して、よさそうなものをとりあえず追加して、遊んでみては。

なお、高齢の人が使いやすいように設計されている機種では、使えるアプリケーションが限られる場合があるようです。スマートフォンを購入したり、機種変更をしたりするときは、「操作が簡単」という利点だけで選ぶと、やりたいことができない場合もあるので、要注意ですね。

そして、操作を教わることができる「スマートフォン教室」に行ってみるのもいいですね。ただし、携帯電話会社主催の教室は機械の操作説明が多く、行政などが主催の教室は特定のアプリケーションを推奨できない都合から、知りたい情報が得にくいなどとも聞きました。

操作法を教えてもらうなら、「やりたいこと」に対して、アプリケーション選択や、操作法のアドバイスがもらえる教室を探すのがいいかもしれません。

多くの「脳トレ」に科学的エビデンスなし、でも「楽しくできる」なら◎

デイサービスやご自宅で、簡単な漢字や計算のドリルを「脳トレ」として行っているのを見ることがあります。ご家族や、介護職など周囲の支援者が、認知症の進行を遅らせるために有効だろうと考えて、勧めている場合が多いようです。

しかし、医学的にはこういった簡単なドリルを行うことで認知症の進行を抑制するというエビデンス（科学的根拠）はなく、私も効果はないのではないかと感じています。

さらに、もしもご本人は嫌々、「やらされている状況」だと、逆効果のほうが大きいかもしれません。

「認知症は脳の病気なので、脳トレで脳を鍛えれば効果があるのではないか」と考えるのは自然なことではありますし、実際に脳を使うこと自体は認知症の進行をゆるやかにすることにつながると思います。

それなのになぜ、多くの脳トレに効果がないと考えられるのか。**それは、脳自体がとても賢いからです。似たようなことを繰り返していると慣れてしまい、脳は「脳を使わなくなってしまう」からです。**

そのため単純なドリルや、似たようなことの繰り返しでは効果がない、と考えられます。一部の脳トレには脳医学の「専門医推薦！」といったお墨付きもあるようですが、専門医が推薦していることと、実際に効果があるかどうかは別問題です。

効果を実証された「作業記憶トレーニングアプリ」

ただし、複数の研究で効果を実証されているものもあって、その代表は、Ｐｏｓｉｔ Ｓｃｉｅｎｃｅ社のＢｒａｉｎＨＱです。スマートフォンのアプリケーションでも行えるエクササイズで、主に「作業記憶」を鍛えるものです。

ここで作業記憶について少し説明しておきましょう。作業記憶を簡単に言うと**「何かをしながら覚えておく力」**です。年齢を重ねていくとこの力は低下し、認知症の状態になるとさらに低下します。

私の個人的な体験ですが、子どもの頃、同居していた祖父が野球、相撲、時代劇ばかり観るのが退屈でした。数名の友人に話したところ共感してくれたので、みなさんもそんな思い出があるかもしれません。しかしこれは、作業記憶の低下で説明がつきます。

スポーツ観戦で言うと、子どもの私はサッカーやラグビーを観ているとエキサイティングで楽しかったのですが、認知機能が低下していた祖父にとっては「攻守が目まぐるしく変わるスポーツ」は、何が起きているのかを把握するのが難しく、十分楽しめなかったのです。

一方で、野球や相撲は1プレーずつ止まり、いま何対何で、どちらが攻めているか、誰と誰が対戦しているかなどが画面に表示されるため、作業記憶が低下していても楽しめます。自ずと、チャンネル権限を持つ祖父が楽しい野球、相撲ばかり観なければならなかった、というわけです。

テレビドラマも同じで、私たちが2時間サスペンスを楽しめるのは、「犯人はお前だ！」と主人公が示した際に「なるほど、だからあそこであんなことをしていたのか」と伏線が回収されるのを楽しめるからです。

しかし作業記憶が低下していると、「犯人はお前だ！」と主人公が示しても、「はて、この人は誰だったかな」と楽しむことができません。一方、時代劇では、越後屋が出てくれば犯人ですし、どんなにピンチに陥っても印籠を出せば解決します。作業記憶が低下していても楽しめるのです。

この作業記憶を鍛えることで、ＩＱが高くなることは実証されています。そして、認知症の進行抑制に効果があるとされる脳トレのほとんどは作業記憶を鍛えるものです。

しかし、デイサービスなどの場で、みんなで作業記憶を鍛える脳トレをしようとしても、作業記憶には個人差があるため、集団で行うことには向きません。また、訓練によって問題を解けたら、すぐに問題のレベルをどんどん難しくしていく必要があるため、雑誌や本といった紙ベースで行うことも困難です。

というわけで、現状、実効のある脳トレを継続して行うのは、なかなか難しいものなのです。

ただし、脳トレとは少し違うかもしれませんが、ゲームを楽しむことは脳を使うことにつながり、認知症への備えに役に立つのではないかと可能性を感じています。

将棋や囲碁、麻雀はゲームの性質上、頭をよく使うだけでなく、対戦相手との会話もあり、認知症の備えとしても優れたものだと考えられます。「好きなゲーム」を楽しむのが◎と言えます。

脳トレに限らず言えることは、その人が楽しんで取り組めることであればプラスの効果が大きい。嫌々で効果が得られるほどのものはほとんどない、と考えましょう。

認知症予防に「サプリ」はNG

いまのところ特定のビタミンやマルチビタミン、ＥＰＡやＤＨＡ、イチョウ葉エキスなどは、認知症の発症を抑制する効果はないことが論文で示されていて、WHO（世界保健機関）のレポートでも「ビタミンなどのサプリメントを推奨しない」と明記されています。

そもそも、多額の資金を投入して開発され、発売されている抗認知症薬の効果ですら、ごく軽度の認知機能改善効果にすぎません（162ページ）。それにもかかわらず、このごく軽度の認知機能の改善効果しかない抗認知症薬ですら、世界で2兆円超も売り上げているのです。

もしそのサプリメントに一定の効果があるのであれば、そのサプリメントは保険適用に向けて治験が行われ、治験が成功したうえで医療薬として発売され、莫大な利益を企業にもたらしているはずです。

ですからサプリメントについて尋ねられたら、私はこれまで「悠々自適で、お金に余裕があるし、飲まないより飲んだほうがマシだ、くらいの気持ちで飲むならいいと思いますが、何かを我慢してまで買うほどの効果はないと思いますよ」とお伝えしていました。

ところが最近は、市販のサプリメントによる健康被害も報告されるようになっているため「サプリメントは勧めない」という立場をとっています。

一方、腸内の細菌叢《さいきんそう》が脳に影響をしているという「腸脳相関」について、少しずつエビデンスが蓄積しているなかで、一部のヨーグルトが腸内細菌を整え、認知機能にポジティブな影響を及ぼす可能性については前向きに捉えています。

ビタミンやミネラル、EPAやDHAを多く含む魚油を食事から適度にとることは大切です。高齢期には栄養の吸収が下がるうえ、食欲の低下なども起こりがちですが、若い人と必要な栄養に大きな差はありません。そのため「低栄養」になってしまうのを防ぐことが、全身の健康のためにとても大切なことなのです。

野菜や肉、魚、たまご、乳製品など、しっかり、おいしく食べて、栄養をとっていきましょう。

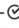

認知症の診療はどこで受ける？

「もしかして認知症？」まずはどう動いたらいい？

学会等の会合で他の都道府県の医療や介護の関係者と会ったときなど、その人の地元で認知症の診療をしている医師を知っているか、尋ねられることがしばしばあります。「最寄りでいい先生、いませんか？」ということだと思います。

しかし、私は他の都道府県の地理にうといこともあり、いつも答えに窮します。何をもっていい先生なのか、という問題もありますが、認知症について知識や診療経験があり、患者さんに対して親身になってくれる先生たちを知らないわけではないものの、全国のいたるところにいるわけではない。先にも述べたとおり、認知症の人の増加を考えると、比較的に「認知症について知識・経験を備えている医療人材」はまだまだ少ないと感じている状況のため、答えに窮するのです。

しかし、相手も困って尋ねていると思うので、認知症の診療について尋ねられたら、以下のように答えています。これは「認知症かもしれない」と考え、治療を受けたいと思うようなとき、みなさんにも参考にしていただけると思うので、どのように答えているかご紹介しましょう。

まず、最寄りの「認知症疾患医療センター」に連絡することを提案します。都道府県や政令指定都市が指定し、病院に設置している、認知症の医療相談や診察に応じる専門の医療機関のことで、全国にあります。

もし近くになくて、行きづらいなどの問題があれば、最寄りの「地域包括支援センター」に連絡を。診察の希望があることを相談すれば、地域の「認知症初期集中支援チーム」など、適した医療につないでくれるはずです。

何科を受診すればいい？

認知症の診療は何科の担当なのか？　この質問も多いですが、これも答えるのが難しい質問です。

私は精神科の専門医で、かつ認知症の専門医ですが、精神科領域の病気・症状は数多あり、認知症はその1つではあるものの、多くの精神科医は認知症を診ていないし、診察に慣れてはいません。

認知症診療を標榜していることが多い脳神経内科や総合診療科などの医師も同じで、すべての医師に認知症の診療経験があるわけではないと思います。

ただし、日本老年精神医学会と日本認知症学会に、認知症の「専門医」や「認定臨床医」を認める仕組みがあり、この認定を受けている医師は認知症に関する学識があり、診療や生活支援において専門性があると言えます。どちらも学会のホームページで認知症専門医や医療機関を検索することができるので、探して受診するのも一手です。

ほかにもいくつか認知症の専門医のようにもとれる任意団体の資格などもあるよう

ですが、正しく認知症の専門医と言えるのは、いまのところ日本老年精神医学会か、日本認知症学会の認定を受けた専門医になります。

もう1つ、実際にはとても有効な、受診先探しの情報源は「口コミ」です。これは認知症の診療に限ったことではないですね。やはり実際に受診をしたり、主治医としてしばらく付き合ったりした結果、どうか。患者さんやご家族の実感に勝るものはないかもしれません。

とはいえ、インターネットの口コミなどは、ポジティブ発言はあまり投稿されず、ネガティブな発言が集まりやすいのも事実です。

専門性を調べ、口コミも調べて、受診先を検討するのがよいのではないかと思います。

認知症の人が病院へ行くのを嫌がるときは?

病気のとき、「自分は病気かもしれない」「病気だ」と認識することを「病識がある」

と言います。アルツハイマー型認知症やレビー小体型認知症の場合、初期には病識があるのが一般的ですが、進行すると病識が薄れてくる場合が多く見られます。病識の低下は、脳のどこが障害されるか、その部位と関係しているようではありますが、まだ詳細は不明です。

病識があれば、『病院に行かなくちゃ』と思えますが、病識がなければ、病院にかかる必要などないと考えるのが当然ですね。そこで、医療が必要だと感じるご家族と、不要だと主張する認知症の人と、衝突が生じて困っているケースに度々出会います。

ご本人は「絶対に病院には行かない」と言っていても、やはり何か病院にかからないといけない病気がある（ように見える）となると、訪問診療の対象になりますから、そのような場合は「在宅医療」を受けることを考えてみましょう。

在宅医療とは、自宅や施設など暮らしの場で医療を受けることです。

たとえ病識はなくても、認知症の人が「どこか、何かおかしい」という感覚をもっていることは多いようで、医師が訪問して診察をするというと受け入れられやすい場合も多いのです。

とはいえ、在宅医療を提供するクリニック（在宅療養支援診療所）のすべてが認知症の人を診ることができるかというと、必ずしもそうではないので、先にもご紹介した地域包括支援センターに相談するか、学会認定専門医で訪問診療してくれるクリニックがないか、探してみるといいでしょう。

認知症は暮らしの障害ですから、生活の場である自宅や施設で診療することは、症状やその原因の理解をしやすいというメリットがあり、「認知症×訪問診療」は親和すると感じています。

訪問診療クリニックを選ぶポイントは「お看取り」をしているか

昨今、在宅でもさまざまな検査が可能になるなど、在宅医療の質がめざましくよくなっています。また訪問診療では「バックベッド」といって、肺炎や感染症など病院での治療が必要になった際には、在宅主治医が治療のできる病院につなぐ医療連携も行います。そのため、「訪問診療が来て定期的な健康管理をしてくれて、何かのときは病院ともつながれて安心です」という人はよくいらっしゃいます。

一方で、在宅医療という選択肢を知らない人もまだ多いので、いますぐ必要ではなくても「在宅でも医療は受けられる」と記憶にとどめておいていただきたいと思います。

では、質のよい在宅医療が提供できるクリニックを選ぶコツは？　これも「どうやって見分けるのがいいですか？」とよく尋ねられ、どう答えたものか悩んだ末、いくつかのポイントがあるように思っています。

1つは、「お看取りをしているか」。年間一定数のお看取りをしているクリニックなら、安心だと思います。

なぜなら、お看取りは大変な出来事だからです。医者が大変だというのではありません。ご本人とご家族、施設スタッフなど関係者とコミュニケーションをとって、チームで行うものなので、みんなにとって大事なのです。チームが機能していないとご自宅や施設でお看取りはできないので、それは在宅医療の質のものさしになると考えます。

また本来、在宅医療は24時間体制で対応するものですから、それがしっかり行われていることもポイントです。夜間は電話対応しかできない（往診しない）クリニックはＮＧ。

24時間体制で、希望に応じて最期まで、患者さんやご家族に伴走しているクリニックかは、口コミのほか、地域包括支援センターで聞いてみましょう。

病院ではどんな検査を受けることになる？

認知症外来で受ける「スクリーニング検査」

何度も述べているとおり認知症は「暮らしの障害がある状態」です。
そこで、暮らしの障害のベースに、認知機能障害があるかどうかをまず調べます。
認知機能障害を評価する代表的なスクリーニング検査は、

- 改訂長谷川式簡易知能評価スケール〈HDS－R〉
- ミニメンタルステート検査〈MMSE〉

です。医師が必要と判断した検査を実施し、これにより、どんな機能が損なわれているのか、逆にどんな機能は保たれているか、その程度などを診察します。

次にどのような暮らしの障害が生じているか、詳しく尋ね、37ページでご紹介したIADL（手段的日常生活動作）を確認します。そして、認知機能障害によって暮らしの障害を生じていると考えられれば、認知症の状態にあると診断する、というのが基本になります。

続いて、原因疾患が何かを考えるときに、血液検査と画像検査を行います。**原因が治療可能な病気かどうかをまず確かめ、それらが否定されたとき、4大認知症の可能性を考えることになります。**

認知症は「確定診断」ができない

ただし、**4大認知症の診断は、それ以外の病気が否定されたための「除外診断」で、**

確定診断ではありません。認知症の確定診断をするには、亡くなった後に、剖検（病理解剖）といって、脳を解剖し、どんな異常タンパクが、どこにたまっているかを診ないとできないのです。

ですから、あくまで現状行っている診断は、かりそめの診断です。医師がご本人やご家族に対して、〝かりそめ〟とは伝えにくいものですが、私は認知症の診断においては不確実性を伝えることは大切だと考えています。

たとえばレビー小体型認知症（DLB）の診断基準にも、進行性の認知機能低下がある人に、「主要評価項目2項目を満たすと『Probable DLB』と診断します」と書いてあります。

「Probable」とは〝おそらく〟の意味ですから、「おそらくレビー小体型認知症」ということです。そうとしか診断できないのです。

最近、脳脊髄液や血液でアミロイドβの濃度を確認することもできて、以前よりも、診断の精度はかなり上がっています。しかしその結果、専門医がアルツハイマー型認知症と診断しても、そのうち半分近くは、アルツハイマー型認知症ではない人が混ざっていたこともわかって、現在はまだ専門医間にも診断のばらつきがある状態です。

「脳画像の所見」と「認知症の実態」はイコールとは限らない

アルツハイマー型認知症はアルツハイマー病によって起こります。しかし、海外の事例ですが、ある認知症ではない人の死後に脳細胞の剖検をしたところ、アルツハイマー病で脳に蓄積されるアミロイドβが、アルツハイマー型認知症の人と同程度、蓄積していたという報告もされています。

つまり画像診断には限界があり、必ずしも脳画像の所見と、認知症や認知症の進行具合の実像は重ならないことがあります。

先にも述べたとおり画像診断ははじめに、治療可能な認知症を除外するために撮る必要があり、急に症状が進んだと思われるときにも、治せる認知症が合併していないかを確認するために撮る必要があります。

しかし、状態が安定している人なら定期的に撮る必要はないのです。頭部MRI検査などは、費用の自己負担もお安くはありませんから、ご本人やご家族の経済的な負担も考慮して、適切に行わなくてはなりません。

もちろん、レビー小体型とアルツハイマー型では、脳の萎縮が起こりやすい場所が違うため、画像が病型診断の一助になることはあります。しかし、脳の変性をもって病型診断を厳密に行うには、画像診断だけでは不十分で、画像上、萎縮のない部位にも血流が悪化している場所はないか、調べる検査が必要です。

そうした検査は認知症疾患医療センターや大学病院など、専門的な高度医療機関でなければできませんし、すべての認知症の人に必ずしも必要なものでもないと考えます。それをしたところで、生きている間に剖検はできないので、確定診断はできないからです。

病型診断は治療できる認知症の原因疾患を除外したうえで、認知機能障害と暮らしの障害の状態や脳の変性（萎縮や血流悪化）、４大認知症それぞれの特徴を複合的に考えて行います。

そして一度、診断がついたら終わりではありません。

認知症は進行性の病気なので、一時点で評価することは本来できないものなのです。次の診察で状態を診て、進行状態を確認したとき、診断の確実性が増します。状態が変化していた場合は診断を見直すことも必要になります。

たとえば前医の診断がアルツハイマー型認知症でも、レビー小体型認知症の経過に変わっていく場合などがあるのです。1人の人に治せる認知症が合併することや、4大認知症のいくつかが合併していることはよくあります。

「多くはアルツハイマー型認知症」のバイアスは危険

先に「過小診断」について書きました（53ページ）。認知症と診断していても、アルツハイマー型とか、レビー小体型などのように病型を診断していない場合のことです。

なぜ過小診断がよくないのか。認知症は確定診断できないのだし、現状、直接的な治療法もないのだから、病型にこだわる必要はないのではないか。そのように思う人もいるかもしれませんが、病型診断は必要です。

というのも病型によって典型的な症状や暮らしへの影響、お看取りまでの期間、死因にそれぞれ特徴はあるので、それらに備えるために必要なのです。

そして現在利用できる抗認知症薬の適応はアルツハイマー型認知症（一部、レビー小体型認知症も）に限られるので、服薬治療をするなら病型の診断が不可欠です。

さらに4大認知症の病型を診断する際は、まず血管性認知症、次いでレビー小体型、前頭側頭型の可能性を確かめ、それらが否定されたのちにアルツハイマー型を検討すべきです。

認知症の多くがアルツハイマー型というバイアス眼で診断していると、ほかの認知症を見逃してしまうため、アルツハイマー型が最後なのです。

受診の際は、こうしたステップがちゃんと踏まれているか、ご本人やご家族も無関心でいてはいけない。ご自分や、大切な人のために、主体的になり、適切な医療を求めていただきたいと思います。

診察時、医師にどんな情報提供が必要？

認知症を疑って受診するとき、ご本人やご家族はどのような情報提供をするとよいのか？　これもよく尋ねられます。

繰り返し述べるとおり「認知症は暮らしの障害」。もともとあった能力が損なわれ、暮らしぶりが変わることを意味します。ですから、**もともとどういう人で、いま、どんなふうに変化したのか、どのような暮らしの障害が出ているか**を伝えていただきたいと思います。

ときどき「父親が怒りっぽくて困っています」といった相談で、もともとのお人柄を尋ねると、「怒りっぽい人でした」という答えが返ってくるようなことがあります。それは認知症とは関係なく、元来の性格の話です。しかし、認知症が疑われると、何もかも認知症のせいだと考えられてしまいがちなのです。

また、暮らしの障害に関しても同じです。もともと家事の一切を家族まかせにしていた父親が、「家事ができません」というのは、認知症の暮らしの障害ではありません。料理をしていた母親が料理をしなくなった。以前は冷蔵庫内がすっきりしていたのに、同じ食材がいくつも入り、満杯になっている。好きだったサスペンス映画を観なくなった。足繁く通っていた碁会所に行かなくなった。新聞を読まなくなった。

そのように、以前と比べ、できなくなっていること、違っていることについて具体的に伝えていただくことが、診断の助けになります。

認知症の「進行」について知っておきたいこと

先に、認知症は暮らしの障害で、診断する際、暮らしの障害はＩＡＤＬ（手段的日常生活動作 37ページ）で評価することを紹介しました。

「ＡＤＬ」というのは、Activities of Daily Livingの略で、アクティビティー（動作）と、デイリーリビング（日常生活）を合わせた言葉です。

これをより細分化して、ＢＡＤＬとＩＡＤＬに分けて考えます。

ＢＡＤＬは「食べる」などベーシックな動作を示し、ＩＡＤＬは「献立づくり・食材調達・調理・食事・片付け」など、食べることでいえば、食べるための手段的動作を示します。

一般的に、軽度の認知症の人に障害が起こるのはＩＡＤＬでも「家庭外のＩＡＤＬ」で、具体的には、次ページの表のようなことが1人でできなくなります。そして中等度に進行すると、「家庭内のＩＡＤＬ」の障害が認められるようになります（表参照）。

重度の認知症となると、先に述べたＢＡＤＬの障害が認められるようになり、自分の身の回りのことができなくなって、食事や排泄、入浴に介助が必要となるなど、日常的な介護が必要な状態になります。

ただし、これはあくまで一般的にはそう考えられている、という話ですし、進行し

家庭外のＩＡＤＬ

- 仕事上でミスが目立つようになる
- １人で買い物に行けなくなる
- １人で申請書や税金の申告書を作れなくなる
- １人で交通機関を使って外出できなくなる
- １人で家賃や公共料金の支払いができなくなる
- １人でＡＴＭを使ったり、貯金を下ろしたりすることができなくなる

家庭内のＩＡＤＬ

- １人で電話をかけられない、食事の準備ができない、薬を用法どおり飲めない、
- １人で掃除や洗濯ができない、
- １人で家電を適切に利用できない、
- １人で場面に合った洋服を選ぶことができない

ていく月日も一概には言えません。病型によって違いもあり、生活環境や生活習慣、持病の有無、性格などによっても、異なるものです。

こうしたＩＡＤＬの障害を支える支援やテクノロジーでの備えについては第５、６章の別の項で述べますので、そちらもあわせてお読みください。

備えることで、ＩＡＤＬの障害があっても、生活上の問題を解消し、認知症の人が望む生活を長く維持することが可能な社会になりつつある。私はそのように考えています。

NO 早合点！……認知症の多様性を知る事例 ❸

Ｃ助さん（76歳）は中等度の認知症ですが、最近まで自分で銀行の支店へ行き、窓口で預金を下ろし、自宅そばのスーパーで買い物をしていましたが、いまは娘さんに頼んでいます。

認知症の症状が進行したからではありません。なじみの支店が閉鎖になり、Ａ

ATMコーナーだけが残ったためと、時期を同じくしてスーパーのレジのほとんどがセルフレジとなり、親しい店員さんらが辞めてしまったため。つまり環境の変化によって、自分でできていたことが、できなくなってしまったのです。

旬の食材や、新鮮な魚介を買い、男の料理をつくり、家族に振る舞うのが定年後の楽しみで、続けてきたのですが、直近では台所に立つ機会が減っていました。

そのまま諦めてしまうと、できないことが増えてしまう、リスクの高い状態です。銀行やスーパーの環境は変えられなくても、何か別のことで外出したり、人とコミュニケーションをとったり、お金を使う機会、台所に立つ機会をつくる。それが、できることができなくなることを予防します。

幸い、移動スーパーがすぐ近くの公園に来る日があることがわかり、利用が始まって、いまはそのショッピングと、再開した料理をとても楽しみにしていると聞きました。移動スーパーに買い物に来ている同世代の男性がもう1人いて、買い物のあと、ベンチでおしゃべりする楽しみもできたとのことです。

4大認知症について理解しておきたいこと

4大認知症、それぞれの特徴を知っておこう

4大認知症について、それぞれどのような特徴があるか、要点をご紹介しておきましょう。ご紹介は、4大認知症の病型診断のときと同様の順で、血管性認知症、次いでレビー小体型、前頭側頭型、最後にアルツハイマー型とします。

脳卒中から起こる認知症「血管性認知症」

血管性認知症（ＶａＤ）とは、脳の血管障害のために認知症となるものです。脳卒中（脳出血や脳梗塞、くも膜下出血）など、脳血管に関わる病気が起こるたびに、段階的に認知症が悪化していくことが一般的ですから、脳卒中の再発を防ぐことで認知症の進行を遅くすることができます。

ただし、「ラクナ梗塞」と言って細い血管で起こる障害が原因の認知症はこの限りではなく、症状がゆっくり進行する特徴があります。

血管性認知症は、血管の障害が起きた場所により、記憶障害や手足の麻痺、歩行障害、言語障害などが生じ、症状を一概に言えないことが特徴的です。「まだら認知症」とも言って、能力が保たれているところと、損なわれているところが混在する点も特徴としてあげられます。

そして、突然泣き出したり、ひどくブルーになったり、専門的には「感情失禁」という症状が出やすいことがあげられ、人格が保たれて、病識がある人も多いため、自身の能力低下を自覚し、落胆して、うつ病を合併しやすいことに注意が必要です。

アルツハイマー型と合併が多い「血管性認知症」

脳卒中など脳の血管障害を起こす原因となった肥満、高血圧、糖尿病、脂質異常症などの生活習慣病は、88ページで紹介したメタボリックドミノのなかにある病気です。つまり、これらはアルツハイマー型認知症の危険因子でもあるわけで、とくに血管性認知症とアルツハイマー型認知症は共通の背景があると言えます。

そのため実際に血管性認知症とアルツハイマー型認知症は合併することが多く、その場合は「混合型認知症」とされ、混合型では重症化が速くなるとわかっていて、患者さんが高齢になるほど混合型の割合は高くなると考えられています。

こうしたことからも中高年の生活習慣病の予防と、悪化予防は重要と言えます。

「レビー小体型認知症」の幻視は必ずある症状ではない

レビー小体型認知症（DLB）は、初期には記憶障害が目立たないことがあるものの、空間の認知や、注意障害（173ページ）などが認められることがあり、さらに次のとおり特徴的な症状が見られることが多いです。

先にも述べたとおり、進行性の認知機能低下がある人に、これらの症状のうち2項目が確認されると「おそらくレビー小体型認知症（Probable DLB）」と診断します。

- 認知機能が1日のなかで動揺し、症状が良くなったり、悪くなったりする
- 非常に詳細な幻視がある
- パーキンソン症状
- レム睡眠行動障害

パーキンソン症状とは、静止時振戦（ふるえ）、筋強剛（筋肉の固縮）、運動緩慢・無動（動きが遅く、少なくなる）といった症状のこと、レム睡眠行動障害とは、夢の中での行動がそのまま現実の動きになって現れてしまうもので、大声で寝言を言ったり、手足を動かして動作をしたり、起き上がったりする症状です。

ただし、これらの症状が必ずあるわけでもなく、レビー小体型認知症の特徴としてよく知られる幻視も、出現するのは半分程度の人だとわかっています。

一方で、若い頃からレム睡眠行動障害（寝言が大きい、寝相が悪いなど）を家族や友人から指摘されることがあったというエピソードで、レビー小体型認知症の特徴を確認できることがあります。

「レビー小体型認知症」なら「服薬」には注意が必要

さらに重要な特徴として「薬への過敏性が高い」があげられます。

とくに向精神病薬に対する過敏性が強いので、幻視や妄想があるからといって、向精神病薬を服用すると、転倒や誤嚥《ごえん》など重要な副作用を起こすリスクが高くなります。転倒は、パーキンソン症状によって、姿勢が不安定になることでも起こりやすいので、要注意です。

そして向精神病薬に限らず、若い頃から風邪薬など身近な薬でひどく具合が悪くなったなど、薬に対する過敏性があったことが認められる人が多いです。

さらに、うつ病と合併しやすく、また、自律神経障害を起こしやすく、全身のさまざまな症状（原因不明の意識障害、湿疹、便秘、起立性低血圧、尿失禁、嗅覚障害など）を伴うこともあり、幻覚、妄想、不安も生じやすいです。

つまり、多彩な症状が現れる可能性がある状態なので、生活に影響を与えるそれらの症状1つひとつをていねいに拾い上げ、治療と支援を考えることが大切です。

なお、レビー小体型認知症はパーキンソン病と原因物質が同じで、症状や、レビー小体という物質がどこにできるかに違いはあるものの、病理学的に同一疾患と考えられていて、2つを併せて「レビー小体病」とする考え方もあります。このため、パーキンソン病と同じく症状に日内変動があるという特徴もあります。

NO 早合点！……認知症の多様性を知る事例 4

1年ほど前、D代さん（74歳）は長く通っていた卓球教室に通わなくなり、気分の落ち込みが目立ったため、同居していた娘さんに連れられて、自宅そばの心療内科を受診しました。診察の結果、抑うつ気分と意欲の低下から、うつ病と診断され、抗うつ薬が処方されました。

しばらくして、D代さんは歩くとひざが痛むと訴え、歩くのを嫌がるようになりました。通院できなくなったD代さんの代わりに娘さんが抗うつ薬を受け取って、服用を続けていました。しかし、その状態が約半年続き、改善する様子がなかったので私に訪問診療の依頼がありました。

初診時、明らかなパーキンソン歩行で、ほかにもパーキンソン症状が見られました。D代さんに見られた歩行障害は、歩幅が極端に狭くなる「小刻み歩行」で、パーキンソン歩行にはほかに、最初の1歩が出にくくなる「すくみ足」や、歩いているうちにスピードが上がり、止まれなくなる「突進歩行」などもあります。

幻視はないとのことでしたが、昔から寝言が大きく、寝相が悪かったとのことでレム睡眠行動障害が疑われました。さらに、認知機能検査で時間の見当識障害と記銘力障害が認められ、症状は1日のうちで良くなったり、悪くなったりするといいます。

そこでレビー小体型認知症と診断し、抗うつ薬をやめ、介護保険の申請をしました。その後、抗うつ薬をやめたことで歩行障害が軽度改善し、デイサービスに通い始めました。デイサービスで体を動かすことで筋力も徐々に戻って、体の動きも以前より軽快しました。

「前頭側頭型認知症」には周囲に理解されにくい症状も

前頭側頭型認知症（FTD）とは、大脳の前方部分や側頭部分の変性が原因で起こるいくつかの認知症の総称です。ここでは複雑な説明は省き、前頭側頭型認知症で多く見られる特徴的な症状を紹介します。

前頭葉は脳の中心より前側、側頭葉は前頭葉の両脇（左右）にあり、これらで脳の約1／2以上を占めています。前頭葉は主に人間の運動、言語、感情をつかさどる領域であり、側頭葉は視覚や聴覚などの認知機能や記憶の中枢で、深い部分に「記憶の司令塔」などとも呼ばれる海馬があります。

普段、私たちは前頭葉のはたらきによって感情を抑制していて、社会性を保つ理性的な行動をし、動物のように本能のままに生きることはありません。しかし、前頭葉のはたらきが低下すると抑制が効かなくなり、行動に変化が見られます。

それは「脱抑制行動」と呼ばれるもので、万引きや危険運転、セクシャルハラスメントなど犯罪行為に及ぶ場合もあり、理性的ではなくなって、人格が変わったように見えてしまうこともあります。

また、「固執」や「常同性」が強くなり、天候が悪い日も必ず同じルートを散歩したり、お酒やたばこが手放せなくなったり、甘味や激辛料理など偏食を続けたりしてしまう場合もあります。

初期にはもの忘れの症状はあまり目立たず、脳の障害の進行に伴って、もの忘れの症状も出てくることが多いです。

「前頭側頭型認知症」は発症65歳以下なら指定難病

特徴として、**高齢者の認知症の原因疾患としては4大認知症で最も少ないものの、若年性認知症の原因疾患としてはアルツハイマー型、血管性に次いで3番目に多いこ**ともあげられます。

そして2015年から発症年齢が65歳以下の場合で指定難病に認められ、医療費助成の対象となりました。そのため適切に診断されることがのぞましく、特徴的な症状が見られたら、最寄りの認知症疾患医療センターに相談し、早期受診につながるのが理想的です。

しかし、認知症とは気づかれず、脱抑制行動などが問題行動と扱われ、目立ってしまうと、認知症の発見につながりにくい。周囲の誰かが特徴的な症状に気づき、認知症の可能性を考えられると、診断の遅れを防げる場合もあります。

「アルツハイマー病」は40代ですでに「ステージ1」

最後に紹介するのがアルツハイマー病によって起こる、アルツハイマー型認知症です。アルツハイマー病は、脳にアルツハイマー病変を生じさせます。病理診断で確認するアルツハイマー病変とは、

a．大脳皮質の神経細胞の周りにアミロイドβという異常タンパクがたまって老人斑ができる

b．神経細胞の内部のタウタンパク質が異常にリン酸化して細胞の線維化を起こす

このaならびにbによって脳の神経細胞が死滅し、萎縮が見られることです。

実は、このような脳の変化は40代から始まることがわかっています。

35ページでも取り上げた、アルツハイマー病の進行度・重症度のスケール「FAST」をご覧ください。認知症の原因のなかでもアルツハイマー病は最も研究されているので、ステージ分類がされています。

ステージは1から7まであり、アルツハイマー病の進行度を示します。

ご覧のとおりステージ1が正常成人、つまり認知症の状態ではない成人です。ステージ2は正常老化、つまり「年齢相応の衰えは見られるけれど、認知症ではない」とい

アルツハイマー病の進行度・重症度のスケールFAST

ステージ	臨床診断	特徴	機能獲得年齢
1	正常老人	主観的客観的に機能障害なし	成人
2	正常老化	もの忘れや仕事の困難。他覚所見ない	成人
3	境界域	職業上の複雑な仕事ができない	若年成人
4	軽度AD	日常生活の複雑な仕事ができない	8歳－思春期
5	中程度AD	適切な服を選べない入浴になだめることが必要	5－7歳
6a	やや重度AD	服を正しい順に着られない	5歳
6b		入浴に介助を要す・嫌がる	4歳
6c		トイレの水を流し忘れる	48ヶ月
6d		尿失禁	36－54ヶ月
6e		便失禁	24－36ヶ月
7a	重度AD	語彙が五個以下になる	15ヶ月
7b		「はい」など語彙が一つになる	12ヶ月
7c		歩行機能の喪失	12ヶ月
7d		座位保持機能の喪失	24－40ヶ月
7e		笑顔の喪失	8－6ヶ月
7f		頭部固定不能・最終的に意識喪失	4－12ヶ月

う状態です。

正常成人の段階でアルツハイマー病のステージ1とは、理解しにくい基準かもしれませんが、**アミロイドβやタウタンパク質などは、おおむね40歳を超えると脳内にたまっているため、このように判断されているのです。**

そして先にも述べたとおり、40代からアルツハイマー病性の変化が起きていたとしても、すべての人がアルツハイマー型認知症になるとは限りません。

死後の脳剖検で、病変が確認されても、認知症ではなかった人がいたことは先にも述べました。また、脳剖検でアルツハイマー病変とレビー小体病で見られる病変が同時に見られた例も多数報告されています。その場合、画像だけではどちらか判断できないということです。

つまり現状、認知症の画像での診断は「参考」です。画像があれば、それが決定的な判断材料になると考えそうになりますが、そうではないのです。

そのため私は、脳画像は治療できる脳の病気がないか確認することに、むしろ重きをおいて診ています。

もの忘れから、ゆっくり進む「アルツハイマー型認知症」

アルツハイマー型認知症の特徴的な症状は記憶障害で、27ページで紹介した記銘の障害です。

そして「ゆっくり進む」ことも特徴としてあげられます。

ゆっくりとは、どんなペースかというと、認知機能のスクリーニング検査（改訂長谷川式簡易知能評価スケール〈HDS-R〉やミニメンタルステート検査〈MMSE〉）が年平均で3点下がることがわかっています。

この認知機能検査の意味は、まさにこの経年変化を診るためにあります。

何点以下だから認知症、何点以上だから非認知症と分けることが大事なわけではありません。

初診時に点数を出しておくと、月日を経て、急に進んだと思われるような場合に再検査をして、点数の変化が妥当か否かを判断することができます。

2年後、6点下がっていたなら、おおむね妥当な経過と考えることができる一方で、

2年で10点も下がっていたなら、何か、治療が可能な認知症が重なっているかもしれない、と検討するのです。初診時に検査をしていないと、比べることができません。

さらに、検査では脳のどのあたりが障害されているかもわかります。記銘力がわかる質問にミスをしていたら、アルツハイマー型認知症の可能性があると考えますが、記銘力の質問にミスがなく、ほかの質問にミスが目立ったら、別の病型のことも考えるわけです。

「おいくつですか」に「誕生日」を答える「とり繕い行動」も

ところで、アルツハイマー型認知症の記憶障害にまつわる特徴で、「とり繕い」と「振り返り行動」もあるので、追記しておきましょう。

どちらも記憶障害をごまかすために、アルツハイマー型認知症の人がよく、無意識に用いる手段です。

「おいくつですか?」と年齢を尋ねられ、答えられないときに、「わかりません」とは言わずに、自分の誕生日を答える。それがとり繕いです。

アルツハイマー型認知症の記憶障害は記銘力の障害なので、新しいことを覚えられなくても、昔の記憶はあるので、誕生日は言えます。言えることを言って、とり繕ってしまうのです。

もう1つの「振り返り行動」とは何か質問されたとき、同席しているご家族に、「どうだったかしらね？」などと聞き、代わりに答えさせようとすること。これも特徴の1つです。

これらはある意味、社会性が末期まで保たれるがゆえの特徴なのかもしれません。無意識でも、自分に向けられた問いに答える、コミュニケーション実現のしたたかな策です。悪気はない、長老ゆえの処世術ですね。

そう、アルツハイマー型認知症は「自分ではない別の人になってしまう」といった誤解をされていることが多いですが、そうではないのです。

私の訪問診療先には中等度の認知症で、一人暮らしをしている方が何人もいます。お宅にうかがうと、お茶を出してくれようとしたり、座布団を勧めてくれたり、玄関の外まで出て見送ってくれたり、おそらく認知症になる前もしていたのだろうと思われることを、自然にしてくださいます。

そうしたことは社会性、社交性が保たれていることを証明する行為。認知症専門医としての私の臨床感からも、自分らしさを最期まで保つ方が多いと言えます。

第4章

知っておきたい「軽度認知障害」と「若年性認知症」

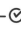

「軽度認知障害（MCI）」を正しく理解しておこう

認知症を発症するとは限らない「軽度認知障害（MCI）」

認知症に関するトピックで、ひときわ注目されているのが「軽度認知障害（MCI）」です。軽度認知障害から「必ず認知症を発症する」とする誤認も見られるので、正しくご紹介しましょう。

先に、認知症とは「一度、正常に発達した認知機能が、後天的な脳の障害によって持続性に低下し、そのために日常生活や社会生活に支障をきたすようになった状態」と述べました。

一方、軽度認知障害は、「一度、正常に発達した認知機能が、何らかの原因により低下しているが、日常生活や社会生活に支障をきたしてはいない状態」と定義されています。

認知症は暮らしの障害が生じている状態でしたが、軽度認知障害はそうではないということです。ただし、軽度認知障害という病気があるわけではなく、これも「認知機能が低下した状態」という診断です。

私の臨床感を述べると、初期の認知症と重度の軽度認知障害の境界線は曖昧で、判別は難しいと感じています。なぜなら両者の差である「暮らしの障害の有無」は一概に評価しづらく、環境の影響も大きい。ご本人やご家族の暮らしの障害についての主観にも個人差があるからです。

最も重要な特徴は、軽度認知障害の人が将来的に必ず認知症を発症するとは限らず、認知機能が回復する人もいることです。

そして軽度認知障害は、記憶障害を伴う「健忘型軽度認知障害」と、記憶障害は伴わない「非健忘型軽度認知障害」に分類されます。

いずれの場合も、認知機能の変化をご本人が自覚している場合と、自覚していない場合と両方あるため、診断をするときは、近親者にも認知機能の変化について確認する必要が生じることがあります。

認知機能の変化を確認する検査は、先にも紹介した改訂長谷川式簡易知能評価スケール〈HDS-R〉や、ミニメンタルステート検査〈MMSE〉のほか、軽度認知障害用のスケールの日本語版MoCA〈MoCA-J〉を用いることもあります。

回復することもあるのならば、軽度認知障害かもしれないと思っても、すぐに受診して診断を受ける意味はないかというと、そうではありません。

認知症と同様に、治療できる病気が原因で認知機能の低下が起こっている可能性もあるので、自覚的にせよ、客観的にせよ、一般的な老化とは考えにくい認知機能の変化があると思われるなら、早期受診をしましょう。

日本のいくつかの有病率調査の結果から、高齢の人の約6人に1人が軽度認知障害だと考えられています。

軽度認知障害の原因は認知症の原因と重なり、アルツハイマー病が最も多いとされていますが、それ以外にも多数の原因疾患が考えられ、うつ病などの精神疾患と関係するとも考えられています。

軽度認知障害から回復するのはどんな人？

世界の国々で軽度認知障害の診断を受けた人を追跡調査した結果から、正常な認知機能に回復した人の割合をまとめたデータがあります。

回復した人は、追跡期間1年の場合は10・0～15・8％、追跡期間3～6年では28・2～46・5％でした。そして回復の因子として考えられたのは、「年齢が若い」「認知機能スクリーニング検査の点数が高い」「余暇活動の頻度が多い」「社会活動への参加率が高い」などでした。

ＷＨＯ（世界保健機関）も認知機能の悪化を防ぐためには、生活習慣病の予防と悪化予防、余暇活動の充実や社会活動参加をあげていますから、重なっていますね。

セルフケアは認知症予防と同様、老化を遅らせる生活です。

そのポイントはバランスのいい食事、規則正しい生活、人とのつながりを保ち、話すこと、体を動かすこと、役割や目的をもって生きること。つまり、軽度認知障害から回復するには、認知症を予防し、さらに認知症の人が進行を遅らせるためによいライフスタイルを先んじて行うといいのです。

どのようなライフスタイルか、**ひと言で述べると「〇〇し続ける」を大切にする生活です。**これは154ページからの「若年性認知症」についての記述にまとめます。すべての認知症において、進行を遅らせるためにとても大切なことですので、併せてお読みください。

軽度認知障害よりもっと手前、「主観的認知機能低下（SCD）」とは？

認知症の専門医の間で現在、活発な議論を生み始めたのは、**主観的認知機能低下（SCD）**です。

主観的認知機能低下は、ご本人に「認知機能が低下している」という自覚があるものの、認知機能検査を行うなどしても、認知機能の低下が客観的には確認できない状態です。

注目されるようになったのは、主観的認知機能低下から軽度認知障害を経て、認知症を発症する人がいることがわかったので、それを一連のつながりととらえる考え方があるためです。

主観的認知機能低下や軽度認知障害の人を追跡して、自覚がなかった人より、自覚があった人は、その後、認知症に移行する割合が高いこともわかっています。

そこで、主観的認知機能低下（SCD）の段階で服薬治療を開始するなどして、認知症の発症を遅らせたり、進行を遅らせたりすることに期待があるわけですが、主観的認知機能低下についての研究や議論などは、世界的に見てもまだ始まって間もなく、具体的ではありません。

専門医の間では話題になっていますが、他科のお医者さんはまだご存知ない人もいるのではないか、というぐらいのトピックです。

ただし、認知症かもしれないと考えて病院の受診をして、検査の結果「認知症じゃないですよ」とただ帰されたら、気が晴れる人もいれば、もやもやが残る人もいると思いますので、もう少し、解説しておきます。

主観的認知機能低下と軽度認知障害と認知症の関係から「認知症の多様性」がよくわかります。

152ページの図をご覧ください。左端は真っ白、中間はグレー、右端は真っ黒の、カラーグラデーションです。

白を主観的認知機能低下、グレーを軽度認知障害、黒を認知症だと思って見てみてください。どこからがグレー（軽度認知障害）で、どこからを黒（認知症）とするか、人によって線引きする位置は違ってくるのではないかと思います。

そして、アルツハイマー型認知症の旅ならば基本的に「白の時期」から「グレー期」を経て、「黒期」に至るのですが、たとえば血管性認知症では旅がグレーから始まる人、黒から始まる人もいます。

白、グレー、黒の期間の長さ（横幅）も人によります。進行が遅く、グレーに長く止まったり、黒に長く止まったり、まちまちなのです。

つまり認知症は、必ず主観的認知機能低下から軽度認知障害を経て、発症するとは言い切れません。

初期の認知症と重度の軽度認知障害の境界線が曖昧で、判別が難しいのと同じで、主観的認知機能低下と軽度認知障害の判別も難しいはずです。

認知症の進行度

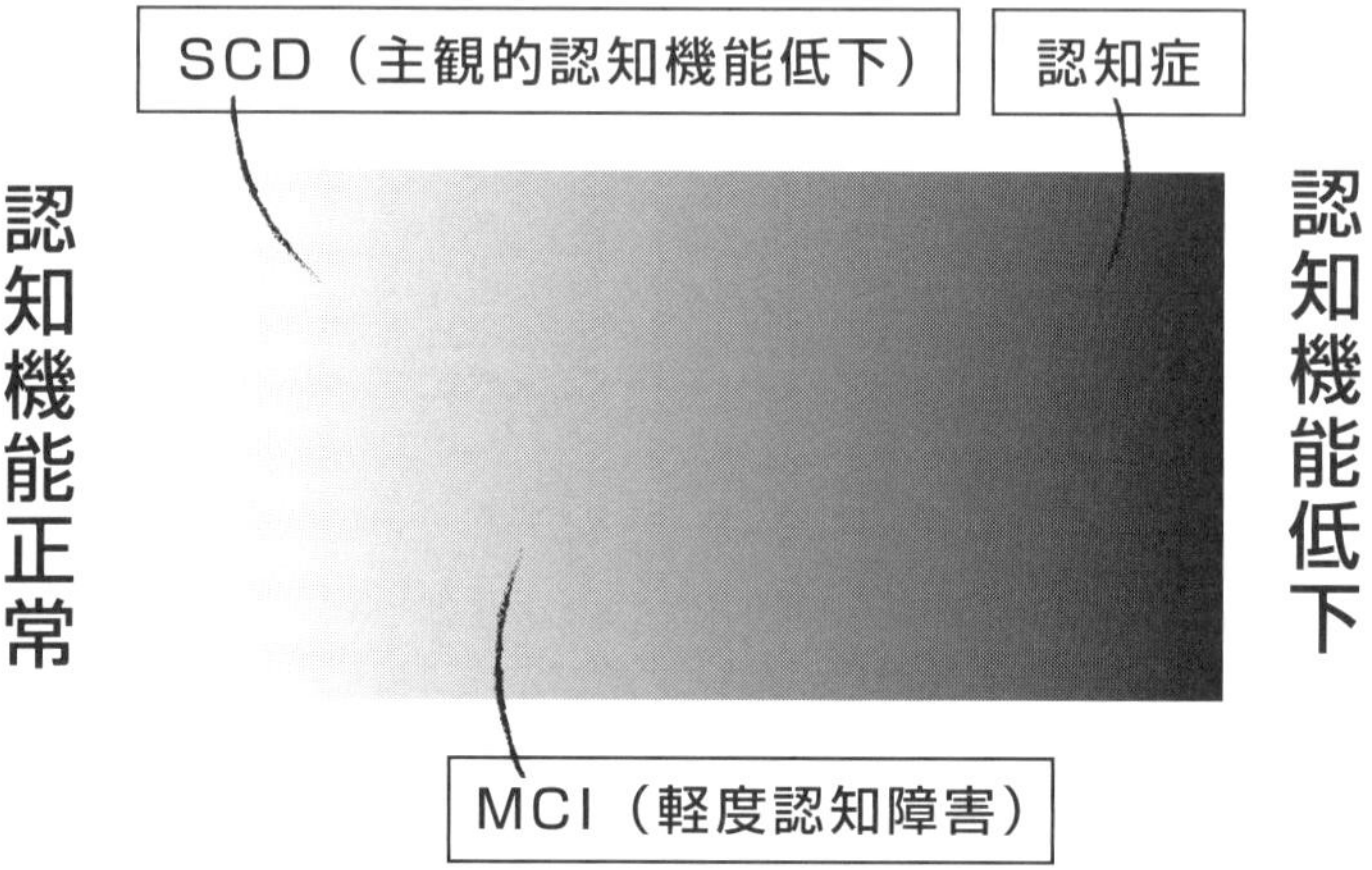

認知症の進行度は個人差が大きく

・薄いグレー部分が長い人

・早いうちにグレーが濃くなる人

などさまざまです。

それでも主観的認知機能低下の予防や、軽度認知障害への進行を防ぐことを考えるとしたら、老化を遅らせる生活を送ること、つまり軽度認知障害や認知症の予防・回復法と同じと考えてよいと思います。

65歳未満で発症する「若年性認知症」

早期診断と支援で生活を守りたい「若年性認知症」

若年性認知症とは、65歳未満の人が発症する認知症の総称です。

国の医療統計では、原因疾患は「アルツハイマー型認知症」「血管性認知症」「前頭側頭型認知症」「頭のけがによる認知症」「レビー小体型またはパーキンソン病による認知症」「その他原因」の順で多く、その他の原因にはアルコール性の認知症が含まれる、と出ています。

2020年時点で患者数は全国で3万5700人。これは18〜64歳の人口10万人当たりでは50・9人に当たります。そのうち50歳未満で発症した人の割合が約3割とされています。

重要な特徴は、最初の受診で認知症の診断を受ける人は半数程度で、それ以外の人は、うつ病や躁うつ病、不安障害といった精神疾患と診断されることが多いという点です。

とはいえ、これはあながち誤診とは言えません。先にも述べたとおり、うつ病と認知症はとても関係が深く（63ページ）、若年性認知症も同様に考えられ、判別はとても難しいからです。

実際に、若年性認知症の初期に記憶障害があまり目立たず、意欲低下や抑うつ症状が目立つことも多いのです。そのため、年齢的にも働きすぎによる疲労などとされて、認知症の診断が遅れることもあります。

認知症と若年性認知症は、医療の点から見れば発症年齢の違いだけで、予防法や受診先、治療薬、治療ができる認知症との合併の可能性、進行を遅らせるための生活上の工夫などがおおむね同じですから、若年性認知症にも早期診断は大切です。

診断が早いほど、症状が軽いうちに今後の生活設計をし、スタートさせることができます。

自分自身、または身近な人に、認知機能が変化し、そのために暮らしに障害が出ていると感じたら、認知症疾患医療センターか、地域包括支援センターに連絡し、受診について相談しましょう。

若年性認知症の人に必要な支援

先の医療統計で、最初に若年性認知症の症状に気づいたときの平均年齢は54・4歳と出ています。いわば当事者像は働き盛りで、資産形成や子育て、親の介護などの途中で発症し、認知症とともに生きながら、人生において重要なライフイベントを切り抜けていく場合が多くなります。

一概には言えませんが、暮らしの障害は高齢の認知症の人より複雑になることがあり、たとえば子どもの進学などに経済的な問題が生じるなど、家庭全体への影響も大きくなることがあります。

そこで、認知症の治療や、悪化予防のための持病（生活習慣病）の管理などと併行し、まずは仕事の継続や、新たな職場への就労支援など経済基盤の不安を軽減する支援が不可欠です。

就労は、社会から必要とされている存在として自信や達成感の源にもなり、生きがいの維持にもつながって、生活にハリやリズムを生み出しますから、何をおいても「無理なく働き続けられる」支援はとても大切なのです。

また、若年での認知症の発症はご本人、ご家族ともに大きなショックをもたらし、周囲から心理面の支えを必要とする場合も多いです。

診断を受けたからといって、その人らしさは変わらず、対人関係は維持できます。ほとんどの場合、ご本人に病識もあります。しかし、だからこそ周囲の態度の変化に傷つき、自身の症状に対して悩みが深い場合もあるのです。

認知症の症状や治療、生活全般について、気軽に話すことができる場所や機会が必要で、全国（都道府県ごと、一部、政令指定都市）に「若年性認知症支援コーディネーター」が配置されて、さまざまな支援を行います。

私も、若年性認知症の人の診療を担うことになれば、すぐに若年性認知症支援コーディネーターと連絡を取り合います。

そして若年性認知症の当事者の会や家族会など、同じ立場の人同士の交流が、心理的支えや情報交換に大いに役立つと聞いています。


なお、家庭内で支援や介護を担うことができるのが配偶者だけだったり、高齢の親だけだったりすることも少なくないため、若年性認知症の場合、40歳以上であれば、特定疾患として介護保険を利用することができます。

厚生労働省が「若年性認知症ハンドブック（改訂4版）若年性認知症と診断された本人と家族が知っておきたいこと」をまとめ、ウェブで公開しています。患者数などのデータの一部がやや古いのですが、若年性認知症で起こりやすい問題や、支援について詳しく知ることができます。

若年性認知症の進行を「遅らせる」ためにできること

認知症の進行を遅らせるセルフケアとして、**これまでしてきたことを続ける、「○○し続ける」**が重要です。

最近では認知症の人への公的支援も、お世話をするというより、自力で「○○し続ける」をサポートすることに重点が置かれるようになりつつあります。

ただし、まだ認知症の人を「できない人」と扱う古い慣習は一掃されてはいません。それは人の価値観のせいだけではなく、社会環境が「認知症フレンドリー」ではないせいも大きいから。この点については第6章でまとめて述べましょう。

「○○し続ける」の○○は何でも、その人が認知症になる前にしていたこと、できれば「すべて」です。

人は誰でも変わり続けるので、認知症の人が新たな物事と出会い、暮らし方が変わっていくことも含めて、「し続ける」がかなうことが人として自然です。

認知症をきっかけに、たとえば仕事内容や勤め先は変わるかもしれないけれど、自分らしく働き続けることを、最も大切なセルフケアと考えていただきたいし、若年性認知症の人が望むなら、ご家族など周囲の支援者もぜひそれをサポートしていただきたいと思います。

第5章

認知症の「治療」と「暮らしの支援」

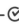

認知症の薬での治療

症状を改善しても、認知症の進行抑制はできない「抗認知症薬」

「認知症の薬での治療」などと読むと、認知症を治せる薬があるのかと、早合点されてしまうかもしれないので、最初に、それは違うとお断りして解説を始めましょう。

抗認知症薬は大別して「コリンエステラーゼ阻害薬＊」と「ＮＭＤＡ受容体拮抗薬＊＊」があり、医師が処方する抗認知症薬は現在、４剤あります。

アリセプト（ドネペジル＊）
レミニール（ガランタミン＊）
イクセロンパッチ（リバスチグミン＊）
メマリー（メマンチン＊＊）

これら4つは、どれもアルツハイマー型認知症の治療薬ですが、このうちアリセプト（ドネペジル）だけはレビー小体型認知症にも適用があります。

これらの薬の添付文書には効能として「認知症症状の進行抑制」と書いてあります。使用上の注意の項には（約すと）「認知症そのものの進行を抑える確認はされていないよ」「効果が認められなかったら、漫然と処方し続けちゃダメだよ」というようなことも書いてあります。

つまり、認知症の治療薬というのはやや語弊があって、「認知症症状の治療薬」なのですね。

どういうことかというと、これらの薬は、アルツハイマー型認知症の経過で、脳に起こる病変自体には一切効能がなく、**脳の病変の過程で減ったアセチルコリンを増やしたり、NMDA受容体に作用したりする効果がある**、ということ。薬の作用のメカニズムから言っても、認知症そのものの進行を抑制するものではないのです。

認知機能障害の変化をいくらか改善する可能性は否定できない。とはいえ臨床的に意味があると言えるほどの効果が必ず出るとは言えず、効果を判定するのも難しく、高齢の人の生活に影響大の副作用がいくつもあり、せん妄のリスクを上げる可能性もあり……と検討すると、アルツハイマー型認知症やレビー小体型認知症の人すべてに何らかの処方を、とは考えにくいものです。

そもそも、アルツハイマー型認知症（またはレビー小体型認知症）だと病型をきっぱり診断できなければ使用を検討する必要はないです。

そして、フランスでは日本と同じ4剤が保険適用で処方されていましたが、作用と副作用のバランスが悪いことなどを理由に2018年から保険適用外になっています。

「抗体療法」も出たが、薬物治療の状況に変化なし

続いて、2023年12月に発売されたレケンビ（レカネマブ）についても、ご紹介をしておきます。

この薬は、先に紹介した4種の抗認知症薬とは薬の作用のメカニズムが異なり、アルツハイマー病変の一因となるアミロイドβを除去する「抗体医薬品」です。簡単に言えば、これまでの薬より病気の原因の「上流」に効果があるということ。それは確かに画期的で、話題になるのもうなずけます。

しかし、認知症の発症や進行を抑える効果はまだ証明されていません。アミロイドβを減少させる点は確認されていますが、それと認知症の改善程度に相関は確認されなかったのです。

神経系の病気の臨床分野で世界一の医学雑誌と評価されている「Neurology」には“Looking Before We Leap”「レカネマブに飛びつく前に」とした論文が出ました。内容は、治療効果がさほど高くない（抗認知症薬ドネペジルより劣る）、10％以上

に脳出血や脳浮腫といった重篤な副作用が出る、コストは100倍以上。そのため、薬のメカニズムは画期的だけれど、ゲームチェンジャーにはなり得ない、という指摘でした。

現在、レカネマブの適応は「アルツハイマー病による軽度認知障害（MCI 詳細144ページ）」と「アルツハイマー病による軽度の認知症」に限られ、薬価も月約33万円と高額なこともあり、重い副作用のこともあるので、まず適応の可否を判断する検査などをより厳密に行う必要があり、実施されています。なお、こうした検査の一部は保険適用外です。

診断が大事とはいえ認知症はグラデーションをもつ状態で、診断自体がとても難しい。先にも、専門医がアルツハイマー型認知症と診断した人の半分近くが見立て違いだったという調査結果もあることを紹介しましたが、こうした状況から言っても、認知症の薬物療法が抗体医薬品にスイッチしたわけではありません。

レカネマブを使用する場合、患者さんが支払う自己負担額は薬価の1〜3割としても高額で、家庭経済を圧迫するでしょう。そして、薬価の7〜9割はみなの税金でまかなうことになるわけで、その負担も重大です。

また、2024年9月、日本での製造販売が承認された「ドナネマブ」も、効果に対する期待等はおおむね「レカネマブ」と同様と思われます。

つまり現状、認知症の薬での治療が大きく進化したとは言えない状況です。

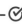

認知症の周辺症状「行動・心理症状（BPSD）」のとらえ方

BPSDを理解して、認知症を恐れない社会へ

認知症にはなりたくないと、認知症を恐れる人には「認知症になると自分が自分ではなくなってしまう」という誤解があることが多いのではないかと思います。

そして、そのような誤解のベースには、認知症になると、脳が壊れてしまうせいで被害妄想や暴言、暴力、徘徊などの「行動・心理症状（以下、ＢＰＳＤ）」が出て、周囲に迷惑をかけたり、周囲から迷惑がられたりし、屈辱的な状態になってしまう、という誤解があるのではないでしょうか。

認知症と診断されたときにも、同じような誤解から「絶望」を感じる人がいると感じています。

しかし、認知症を専門的に診療していて、認知症は恐れるほどその診断が遅れたり、症状が進行したりする可能性があるものであり、進行を遅らせるために工夫できることもある、と感じています。

そして、ただ恐れているだけでは社会は認知症フレンドリーになっていかないけれど、認知症について正しく知っていけば、社会を認知症フレンドリーに変えていくことができます。こうしたことについては次の「『ほどよい』支援について考え続ける」の項と、第6章で詳しく述べましょう。

その前に、認知症を恐れる気持ちの根底にあることが多い「BPSDに対する不安」を軽減していただけるよう、困ったこととして話題になることが多いBPSDについて解説します。

不安なとき、誰でも抱く「被害妄想」

妄想とは、事実ではないことを事実だと確信してしまうことです。いくつもタイプがありますが、認知症関連では「ものを盗まれた」と確信する「もの盗られ妄想」や、「裏切られた」と確信する「嫉妬妄想」などの被害妄想が困ったこととしてピックアップされることが多いようです。

ここから解説は「もの盗られ妄想」を例に行いますが、総じて被害妄想の背景には不安があり、嫌疑が身近な人に向けられやすいことが共通しています。

そして、被害妄想について理解するには、実は「妄想ではないことも多い」という注意が必要なことも同様です。

妄想は、事実ではないことを確信すること。しかし、たとえばもの盗られ妄想を訴える人が、家族間で相続についてもめていたり、通帳や印鑑などを取り上げられ、資産を勝手に使われていたり、妄想とは言えない場合が往々にしてあります。

高齢者を妄想のある認知症の人に仕立てあげ、資産を着服しようとする人がいないわけではないのです。**ですから認知症の人が被害を訴えたからといって、事実ではない妄想と決めつけてはいけない。BPSDへの対応を考える前に、事実確認がまず必要です。**

背景を確認し、事実ではなく、もの盗られ妄想だったら、妄想が生じる根底にある不安に目を向けてみましょう。

実は、もの盗られ妄想とは、認知症の人だけに起こるものではなく、私たちにも身近なことです。以下、ちょっと想像しながら、読んでみてください。

仕事を終え、普段どおりの通勤ルートで家に帰ったとき、スマートフォンや財布がないことに気づいたとします。仕事机に置き忘れたか、どこかで落としたか。困って、落ち着きを失いますが、「盗まれた」と確信はしないでしょう。

しかし状況が違って、たとえば海外を旅行中、観光地からホテルに帰って、スマートフォンや財布がないと気づいたらどうでしょう？　自分の過失以前に、「盗まれた？」と考えないでしょうか。それはとても自然な発想です。

安心している生活環境のなかでは、ものがなくなると「なくした」と思うのですが、不安がある旅先ではなくしたものも「盗られた」と思ってしまう。

認知症の状態にある人が生活環境のなかでなくしたものも「盗られた」と思ってしまうのは、普段からもの忘れや失敗を指摘されていて、しかし、身の回りのことがうまくできず、不確かなことが増え続け、不安が高まっている可能性が高いです。

そのように考えられると、どのように対応するのがいいかも想像しやすいのではないでしょうか。

「そんなことはない（盗られていない、盗っていない）」と否定しても、確信は揺らぎません。それが妄想です。まずすべきことは、否定せず、不安に対して共感を示すことです。

一方で、妄想に共感するだけでは妄想が強化されてしまいます。目の前の事実について共有することも重要で、たとえば「盗られた」と訴えている場合には、一緒に探して見つけることができると「盗られていなかった」ことが共有できます。

「認知症だから」暴力的になるわけではない

認知症になると、理由もなく暴力的になるというのも、はなはだしい誤解です。前頭側頭型認知症の場合、特徴に「脱抑制行動（133ページ）」がありますが、その他の認知症ではそのような症状は見られません。

しかし実際に認知症の人が急に怒り出したり、受けた人からすれば暴言や暴力と思うような行動をとったりすることはあります。そうした出来事や誤解を防ぐために、認知症の人の「注意障害」を理解しましょう。

認知機能が変化していく過程で生じるのが注意障害で、それは「見えているようで見えていない」「聞こえているようで聞こえていない」状態です。

健康なとき、私たちは何かに集中した注意を向ける一方で、広範囲にうっすら注意も向けていられます。そのため、リビングでテレビドラマに集中していたとしても、台所から名前を呼ばれるなどしたら、そちらに注意を向け、返答するなどが可能です。

逆に、隣室で子どもが遊んでいてもあまり気になりません。注意を向けるものを選び、それ以外はうっすらと気にしている、使い分けをしているのです。

しかし認知機能が低下すると、自分が集中して注意を向けているものしか知覚できなくなり、別の方向から話しかけられてもその声は聞こえない。気配などを察知することが難しくなることがあります。

逆に、キャッチしたくない情報もすべて同等に流れ込んできて、刺激過多になる場合もあります。いま必要な情報と、そうでないものを分けて、受け取り方を変えることが難しくなるのです。

たとえば、正面に注意を向けている認知症の人に横から声をかけ、「○○さん、血圧を測りますね」と言って腕を持ったらどうなるでしょうか？　声をかけたつもりでも、注意が向いていない場合、聞こえていないのです。

声もかけられず、急に腕をつかまれたら、驚いて、怒るのもやむを得ないでしょう。それは認知症の人だからではなく、誰でも同じではないでしょうか。

認知症の人が「怒りっぽい」とそしりを受けたり、暴言や暴力と思われたりしていることのなかに、こうした例が多くあると感じています。

認知症の人は「脳への負担は大きく、疲れやすい」という理解も必要

さらに、認知症の人は注意障害がある状態で、何とか広範囲に、適切に注意を向け、必要な情報を逃さないように努めているので、脳への負担は大きく、疲れやすいようです。

昨今、認知症の当事者の方たちと会合でご一緒することが増えましたが、当事者の人たちはよく「疲れてしまうと、普段以上に力を発揮できない」と訴えています。

こうした会合の主催者は認知症の症状について理解しているので、お休みする部屋を用意して、当事者の方のスピーチなどが成功するよう、バックアップをしていたりもします。

脳の疲労の増大は、病型に関係なく、すべての認知症で起こります。脳を休めるには、視覚や聴覚からの刺激がごく少なく、そう広くはない部屋で、少しの間、ゆっくりしてもらうのが◎。そのような環境を整えるのは、そう難しいことではありません。

国内の大型空港などには誰もが使いやすい空港施設にする目的で、「カームダウン・クールダウン室」や「カームダウン・クールダウンスペース」といった表示で、休憩できる個室や小スペースが設けられていて、体調を落ち着かせたいときの利用を促しています。

こうしたこと全体が社会にもっと知られて、当たり前の配慮になるといいですね。こうした配慮で助かるのは、認知症の人に限ったことではないのですから。

認知症の人からの「SOS」は意外なところにある

訪問診療先では、ご家族や施設スタッフから「認知症の人が興奮して、介護ができないときがある」という相談を受けることがあり、それはBPSDだと解釈されていることが往々にしてあります。

しかしそのような場合、私がまず検討するのは、せん妄（69ページ）です。症状が急に変化したわけですから、興奮の症状が出たときの状況を詳しく聞きます。そして夕方から夜間に悪くなっているなどと聞けば、せん妄の可能性があると考え、誘因は何か、やめられる薬はないかなど、対応を考えるのです。

せん妄の可能性はないと考えられた場合には、高齢てんかん（80ページ）や、うつ病（63ページ）など、ほかの精神症状の可能性を考えます。

それらが除外されたとき、BPSDの可能性を考えます。ただし、BPSDを「家族や支援者を困らせる症状」と見るのではなく、認知症の人が何かを伝えようと試みている、**「チャレンジング行動」**として検討します。

チャレンジング行動とは、知的障害や発達障害の人を支援する現場から生まれた考え方で、知的障害や発達障害の人たちに精神症状や行動障害が生じたとき、環境に適応できず、困っていることの表現。正しい対応を求めて訴えている行動ととらえるというものです。

精神障害や発達障害のある人も、健康な人と同じく、周囲の環境に適応しようと懸命に生きています。しかし、それがうまくいかないとき、障害があるために、問題を周囲にわかりやすく伝えることができない。周囲からは、言わば〝とんちんかんな反応〟が返ってくる。それで、正しい対応を要求する行動が生じる。

知的障害や発達障害の人を支援する現場では、チャレンジされているのは環境であり、支援者だと見直して、真に求められている対応を考え直したわけです。

「家族を困らせる行動」は「本人が困っていると知らせる行動」と考える

これは認知症の人のケアにも当てはまって、チャレンジング行動と考え直してみると、実際に合点がいくことはよくあります。

たとえば、虫歯や便秘。健康な人は、歯が痛ければ、虫歯かもしれないと考え、歯医者さんへ行きます。便秘が数日続けば、お腹をマッサージしたり、食物繊維が豊富なサラダを食べたり、何かしら対処するでしょう。つまり苦痛を自覚して、適応する行動をとることができるのです。

しかし、認知症の人は、何らかの苦痛となることが生じても、対処するのが難しくなることが増えます。

周囲に対して、事実や思いを適切に伝えられないでいることが、最近、怒りっぽく、興奮しているなどと見られてしまう。

便秘が6日以上続けば、イライラして、怒りっぽくなってしまう人が多いと思いますが、認知症の人はそれをBPSDだと早合点されてしまうのです。

認知症の人が歯の痛みやお腹の膨満感が苦しくて、混乱しているとき、チャレンジング行動と見て、SOSが発信されている！　苦痛の原因は何か？　と考え、適切な対処をすると、当然ながら平穏を取り戻す、ということが実際によくあるのです。

つまりBPSDは「家族や支援者を困らせる症状」ではなく、「本人が困っていると表現している症状」なのです。

認知症の人を「困らせない」ためにできる工夫

私たちの訪問診療は、認知症の人が苦痛を感じている現場にうかがうことができるので、どういった理由でチャレンジング行動が生じたのか、病院で診察するより想像しやすいという利点を感じて、診療に当たっています。

そして認知症の人の診察で私が気をつけているのは、ご家族や施設スタッフとだけ話をして、当事者を置いてきぼりにしないことです。

また、ご家族などから「できないこと」「困ったこと」ばかり聞かず、「保たれていること」や「工夫次第で改善できそうなこと」を話題にし、逆にご本人にはあまり深刻にではなく、「苦手と感じること」「したくてできないこと」を聞き、その場のみんなで改善策を話すことにも気を配ります。

これは認知症の人だからそうする、というのではないですよね。誰に対しても、相手を敬う気持ちがあれば、そのような態度をとるのがマナーだと思っています。

しかし、認知症の人は「認知症だから話してもわからない」といった無礼な対応を受けることがしばしばあり、傷ついたり、諦めたりしていることも多いので、とくに配慮をするよう心がけています。

私が認知症の人との対話で参考にしていて、認知症の人のご家族などにも紹介をしているのは「**ユマニチュード**」という対応法です。

ユマニチュードはフランスの体育学の専門家イヴ・ジネスト先生と、ロゼット・マレスコッティ先生が開発したケアの技法です。

「見る」「話す」「触れる」「立つ」を「ケアの4つの柱」としたコミュニケーション法は、家庭生活にも取り入れやすいものなので、ご興味がある方はＹｏｕＴｕｂｅで「高齢者ケア研究室」と調べると、対応例が多数紹介されていて、参考になります。

NO 早合点！……認知症の多様性を知る事例 5

私がE子さん（89歳）を初めて診察したのは、入居者全員の定期訪問診療をお引き受けしている高齢者施設でした。少し前、骨折で入院。軽度のアルツハイマー型認知症のため、退院後、自宅での一人暮らしに戻るのは不安だということで、施設に入居されたということでした。初診時は「人と話すのも好きだし、ここのルールを守って、楽しく生活していければいいと思います」と穏やかに話していました。

しかし約半年後、再び一人暮らしに戻りたいという訴えがありました。

施設では、仲良くなったほかの入居者と、その人の部屋で会ってはいけないことになっています（共用スペースのみOK）。知人が持ってきたおやつを入居者仲間に分けてあげたら、「食べ物のやり取りはNG」と怒られます。毎日の夕飯が午後4時半で、E子さんの生活リズムからするとちょっと早すぎました。そして、何よりE子さんは「朝のお茶が出がらしで、おいしくないのが耐えられない」

と怒っていました。

施設側には、入居者全員の安全に配慮する必要があって、たとえばおやつの件では糖尿病などの持病がある人にお菓子をあげたら困るから、夕飯の件では午後6時にスタッフの交代があるため、逆算して夕飯は4時半という具合に、理由があってルールが決まっています。

両者が折り合うのはちょっと難しい状況。このような場合、そのままでは往々にして施設側から、帰宅要求が強いので服薬で鎮静できないか、と相談されるようになる事態でした。

しかし、E子さんの希望も無視できません。ただし、一人暮らしが再開できるかどうかは心配ですし、すでに自宅は処分していたので、90歳近いE子さんに家を貸してもらえるかも定かでなく、対応に苦慮していました。

しかし、数週間後に社会福祉協議会が借家を見つけてくれました。それで「一人暮らしが難しかったら、また別の施設を探しましょう」と話し合って退所し、お一人で暮らし始めて、今日まで約7年、無事に過ぎています。

定期的に訪問診療を続けていますが、E子さんはマイペースに過ごしているせいか、とても体調がいいのです。借家は以前も住んでいた地域にあり、入院前に通っていたデイサービスにも週1回、行っています。

意思がはっきりしていて、少しわがままなところがある人であっても、周りの人がそういう人だとわかって長年付き合っているようです。ヘルパーさんも週に1回、生活のサポートで入っています。

おなじみの環境で、マイペース。自分の好きなように生活していて、私に「ごはんを炊いて、お味噌汁ぐらいは作るわよ」などと、日常生活の様子を教えてくれます。お正月前には黒豆の作り方を教えてもらいました。認知症の症状にも大きな変化はありません。

「ほどよい」支援について考え続ける

必要な公的支援を受けるために覚えておくこと

多くの認知症の原因疾患は進行性で、不可逆性のため、月日を経たのちは、認知症の人の暮らしの障害や認知機能の変化は進み、ご家族や近親者だけで介護や支援を担うことが困難になることがあります。

認知症に限らず、何らかの障害とともに暮らすことになったら、必要な支援を得るために次のようなことがポイントになります。

介護保険サービスなどの公的支援を受けるには、**「支援を求めること」**と、**「適切な支援が必要なタイミングで提供されること」**、この2つが両方必要です。

人生100年時代を生きるということは、誰もが人生の後半戦で「中途障害（後天的な障害）」とともに生きることになる可能性が高いということでもありますから、みんな自分ごととして、「2つとも必要」と覚えておきましょう。

そもそも日本の福祉制度は、福祉ではなく〝措置〟と呼ばれていた時代から「申請」に対して動く仕組みなので、たとえ代理人に頼んででも、申請をしなければ援助体制が動かないことがほとんどです。

ですから、どのような支援があるか、ある程度の知識をもっていることも大事。しかし知識がなくても、主治医でも、地域包括センターのスタッフでも、誰でも、話しやすい相手を選んで、困っていることを率直に伝えれば、適切な支援の申請について一緒に考えてもらえると思います。

ただし、超高齢社会の現在は介護保険サービスなどを必要とする人が急速に増えている社会です。限られた財源を適切に分配するために、サービスの提供について行政はその必要性をよく検討して判断します。

認知症は多様・多彩な症状が生じる状態で、病型や進行度に典型例はあるものの、それがすべてではありません。認知症だから「○○できない」と決めつけて、診断がついた途端、その人が自力でできることを、あれも、これも取り上げ、支援の名のもとに機会や経験を奪うのは、ほどよい支援とは言えません。

そこで行政は何より当事者の状態、そして家庭の介護力、サービス提供資源、財源など、さまざまなことを考慮して過不足ない支援の質量を判断しますが、ときにご家庭の事情からすると希望と異なる判断が下されるケースもあります。

介護の社会化を目的に作られた介護保険ですが、自治体の財政事情によって、提供されるサービスに差があるのも、現状、否めません。

サービスに不足を感じるときは、ケアマネジャーや行政の担当部署などとよく相談し、ご本人もともに障害の状態に対して臨機応変に、適切な支援について考え続けていく根気が必要かもしれません。

ご家族、近親者のほどよい支援

家族や、暮らしのなかで身近な人が認知症だと診断を受けたとき、ご家族や近親者の反応は多様、多彩です。ご本人以上にショックを受け、落胆する人もいますし、治療法を探そうと活動的になる人もいます。

どのような受け止め方が正しいか否かなど、「正解」はありません。ただ、ショックを受けてしまう場合、おそらく古い認知症観があるのかもしれませんし、治療法を探そうと躍起になるのも、認知症について正しい理解ができていないからかもしれません。

医療や介護の支援者は、多様なことを承知のうえで、どのような受け止め方をされているご家族などに対しても、適切な支援を提案します。認知症と診断されても、急に人が変わってしまうわけではないし、何もできなくなってしまうわけではないこともご説明するでしょう。まず医療や介護の支援者から認知症ではどのような暮らしの障害が生じるのかなど、よく説明してもらい、正しい知識のうえで、これからの生活について冷静に考えていきましょう。

認知症は暮らしの障害なので、ご家族など身近な人の生活にも影響が大きいこともあります。しかしご家族の問題は、家庭のなかに埋もれてしまいやすい。ぜひ、ためらわず、ありのまま、困りごとや不安を話しやすい人に伝えてください。

認知症の人への支援は家庭内など限られた範囲で抱えこまずに、地域社会で共有していく時代です。

2024年に認知症基本法という新法が施行され、全国のすべての自治体が認知症の人も安心して暮らし続けられるまちづくりに動き出しています。ご本人と支援者みなで、いまの「ほどよい支援」を考え続け、良く変わり続けていきましょう。

私のクリニックがある福岡市も2018年に認知症フレンドリーシティ宣言をし、さまざまな施策を実施してきました。その様子は次章で紹介します。

認知症の人への支援は「お世話」ではない

昨今は認知症について理解も研究も進んで、ほどよい支援も多様になり、状態に合わせて選べるようになってきました。

たとえば、認知症の人に軽度の見当識障害が生じたとき、よく「お薬を用法どおりに飲めない」ということが起こります。

従来、そのようなことがあると薬の管理がご家族に委ねられたり、薬はデイサービスで飲ませてもらうようにしましょう、となったりして、認知症の人ができることも悪気なく奪ってしまうことが多くありました。すると、認知症の人は脳の機能をはたらかせる機会が減り、認知症の進行は加速してしまうのです。

最近は「できるだけ、できることは自分で」とケアが見直されるようになってきたので、支援の仕方は変わっています。

お薬カレンダーと大きな文字で日時表示される電子カレンダーを並べて置いておき、気づきを促す。スマートフォンのリマインド機能を利用して、服薬時間を音声で知らせる。自分で服薬を続けられるように支援するようになってきたのです。

先に、若年性認知症について述べた項でもご紹介したとおり、認知症は「〇〇し続ける」が進行を遅らせる最も有効なセルフケア（159ページ）です。

何をし続けるかは人それぞれ。とにかくその人が生活の中でしてきたことを続け、他者や社会と関わり続け、体を動かし続けることは、お薬以上の効果があることだと見直されています。そこで、認知症の人へのケアは「〇〇し続ける」を支えることを目的とするようになってきたわけです。

先日、認知症の当事者の方たちとの対談で、これから「したいこと、続けたいこと」をうかがったことがありました。

ある方は読書が好きで、これからも読み続けたい。認知症になって読んだそばから忘れていき、また読み直すことも多いのだけれど、「読んだ瞬間、心が動き、楽しいと感じるから、読み続けたい」とおっしゃっていました。

認知症の人も多様ですから、忘れるなら読書はやめて、違う趣味をもとうと思う人もいるでしょう。どうであれ、自分がしたいことに「チャレンジを続けられる」ことが最良のセルフケアです。

暮らしの障害は、実は、認知機能障害があるかどうかだけではなく、環境の影響によって変わることが明らかになり、テクノロジーを活用して環境を改善し、暮らしの障害を緩和することが考えられるようになってきています。

認知症を支えるテクノロジーを「認知症フレンドリーテック」と呼びます。次章でそうしたテクノロジーについてご紹介しましょう。

最期のとき、大切な人の「意思」に迷わないためにいますべきこと

「認知症フレンドリーテック」についてご紹介する最終章の前に、認知症の人に限らず、ご高齢の人、またそのご家族にもう1点、お伝えしたいことがあります。

日本の文化では、生前に「人生の最終段階」や「死」について話し合うのをタブーとしてきたようなところがあります。

私が在宅医療に携わるなかでも、「縁起でもないから考えたくない」というムードを感じることが多々あり、しかし、最期までどう生きたいか、どう死にたいかという話し合いが行われていないことによって、ご本人とご家族が困った状態になっている場面にも往々にして遭遇しています。

誰でも人生の最終段階には否応なく、暮らし方や医療、介護について「選択&決定の連続」があります。**そのとき、自分で意思決定できる人は3割しかいないと言われていて、つまりほとんどの人は超高齢で、認知症の状態にあり、自分で判断できる人は少ないわけです。**

では誰が意思決定をするのかというと、現状、多くの医療・介護の支援者は、ご家族に代わりに判断することを求めています。

これには「ご本人の意思が尊重されていない」と、「意思決定の負担を家族に負わせる」という2つの問題があります。そして、どのような決定をした場合にも、ご家族には悔いを残す可能性があります。

そこで、そのような事態を避けるためにアドバンス・ケア・プランニング（ACP）が推奨されています。

アドバンス・ケア・プランニングとは、人生の最終段階についてご本人と医療・介護などの支援者、そして代理意思決定者（ご家族など）が何回も話し合っておくことです。話し合いを繰り返すのは、「人の気持ちは変わり得る」し、「想像もしないような事態が起きる」ことも多いためです。

先にも述べたとおり7割の人は、この意思決定のレールから途中で外れ、代理意思決定者に委ねることになりますが、たとえそうなって、不測の事態が生じても、過去に何度も話し合いをしていると、ご本人の意思を推定しやすい。

ご本人の意思をみなが共有するためだけでなく、不測の事態の際には推定しやすいように必要な積み上げをしていくこと、それがアドバンス・ケア・プランニングなのです。厚生労働省が出している「人生の最終段階における医療・ケアの決定プロセスに関するガイドライン」というものに添う方法です。

「アドバンス・ケア・プランニング」を理解するための事例

F美さんの母親（80歳）は急な脳出血で、重度の高次脳機能障害となり、半身麻痺となりました。急性期病院での手術を経て、リハビリ病院に転院した際、嚥下機能障害があるため「胃ろう」が勧められましたが、F美さんは母親が「胃ろうは作りたくない」と言っていたのを覚えていたので、断りました。

そこで、入院中は鼻からチューブを入れる経管栄養をすることになりました。しかし半年間、リハビリを試みても、指示に従うこともできず、効果がなかったので、退院が決まり、F美さんは主治医から経鼻栄養のチューブを抜く同意書にサインを求められました。

「サインをしたらどうなるのですか？」と尋ねると、主治医は「食事がとれないので、おおむね2週間でお看取りとなります」と答えたそうです。自分が書類にサインすることで、母親が2週間で亡くなる。それにはとても耐えられず、F美さんは経鼻チューブをつけたまま受け入れてくれる施設に移るため、ひとまず母親を退院させました。
その施設が、私が入居者の多くの主治医を委託されている施設でした。私は主治医となり、F美さんに次のように話しました。

お母さんは動くほうの手で鼻のチューブを抜いてしまうので、病院では身体拘束されていましたが、施設では手にミトンをつけて過ごしていただくことになります。経鼻チューブはご本人にとって違和感があり、不愉快なものなので、無意識に抜こうとする人が多いのです。

そこで、今後の選択肢は2つあります。ミトンをつけて、経鼻チューブで栄養を入れて長生きをするという選択肢と、手のミトンを取って、お母さんが鼻のチューブを抜いたら、もうチューブを再挿入しないという選択肢。その場合、おおむね2週間でお看取りになります。

F美さんが方針を決めるのではなくて、やや意見が異なるというお姉さんとも一緒に、お母さんの昔話をしながら、いまは脳出血によって、状況が判断できないけれど、もし、お母さんが判断できるとしたら「どっちを選ぶか」を話し合ってみてください。

するとF美さんは、次のように答えました。

「わかりました。帰って姉と相談しますが、もう答えは決まっています。母は気高い人でしたから、きっとすぐ鼻のチューブを抜いてくれと言うに決まっています」

そしてお姉さんともすぐ電話で話せ、同じ意見だとわかったそうです。最終的には、離れて住むお姉さんも間に合い、姉妹2人そろってお母さんのお看取りができました。

F美さん姉妹と私たちは、お母さんの「推定意思」に添って、意思決定をしたのです。

F美さんが独自で判断していたら、どのような決定をしても後悔する可能性がありました。自分がサインした同意書で死期が決まったら、本当にあれでよかったのか、と繰り返し省みる人が多いのです。しかしご本人の推定意思を尊重できると、ご家族の意思決定の負担は軽減します。

推定意思については先に紹介したガイドラインに明記されているのですが、残念ながら、多くの医療者がそれを知らず、ご家族に意思決定の負担を強いている現状を、問題だと感じています。

なお、なぜか「胃ろうはいや」「水分だけの点滴はいや」といった点だけ意思が明確に示され、栄養補給や一時的な脱水改善の選択肢として有効な場合も拒否されることが少なくありません。

メディアのネガティブ情報を信じてしまっていることも少なくないようですが、それでは判断を誤ることもあります。こうした医療行為について適否を決めるときは、主治医の説明をよく聞き、臨機応変に冷静な判断をしましょう。

言いにくい「死」の話がしやすい3つのタイミング

アドバンス・ケア・プランニングは、いつ行ってもよいですが、日本には「人生の最終段階」や「死」について話題にすることを避ける文化があります。でも、ご本人の意思が明快なうちから始めなければ、不測の事態が起きたとき、意思を推定するのに必要な積み上げができません。

それで、次のようなタイミングを1つの機会と考えて、あまり気負わず、試みてみるのがよいのではないかと思います。

- 認知症をはじめ、何らかの病気の診断がついたとき
- 親戚などから、闘病の知らせや、訃報が入ったとき
- 感染症の流行などのニュースを家族で見たとき

「誰にでも起こることだよね」という感じで、構えない雰囲気のなかで話しておくと、積み上げの1つになります。しばらくしてまた、「あのとき、ああ言っていたけれど、気持ちは変わっていない？」とさりげなく話題にするのもいいですね。

私は高齢の人の初診時、「初めての診察のとき、みなさんに聞いているのですが」と断って、「ごはんが食べられなくなったらどうしますか」や「最期、どこで過ごしたいですか」と聞き、積み上げを始めています。

決して一度話して終わりではないことです。人の気持ちは変わるなかで、話せるタイミングがあれば一旦話をしておいて、またそのタイミングを見つけて、何度も話し合っていくということが大事だと思っています。

話すことは、最期までどう生きたいか、どう死にたいかに加え、もう1つ大事なことが、財産をどうするかという話。お金の話もできるといいですね。

この話題も避けられがちで、「財産もそうないから、適当に分けたらいい」などと思っていると、トラブルになりやすい。資産家は管理のプロが関わっているなどして、トラブルになることは少ないようです。逆に、遺産はいくばくかの現金と、自宅というような人が、うまく分けられないでトラブルになるケースを聞くことが多いです。

お金の話がしにくい場合は、信頼できる第三者に託すのもいいかもしれません。

私たちが訪問診療に行ったとき、それこそ資産運用の専門家ではないからこそ、「いろいろな方の看取りに接しているなかで、その後、ごたごたすることがあるから、ごたごたしないように、早めに考えておいたほうがいいですよ」などと言っておくと、ご本人も受け入れやすく、ご家族から「よく言ってくれた」と感謝されることがあります。

超高齢社会を超えて現在は多死社会とも言われるとおり、いま生きる私たちみなにとって、死は思う以上に身近です。

事実上の死よりずっと前に、人生の最終段階をどう生き、そのときをどう迎えたいか、周囲の人と話しておくことは備えになります。

第6章

認知症とともに「自分らしく」生きていく

認知症対処社会の、その先へ

認知症「対処」社会では間に合わない

人口の高齢化に伴って認知症の人が増えていった社会は、認知症の人の症状や問題に、認知症ではない人が対処をすることで、家庭生活や地域社会の営みを維持してきました。

例をあげれば、認知症の人が1人で留守番するのは心配だから、ウェブカメラで見守る。徘徊をしたら、探しやすいよう靴にGPS機器をつける。BPSDで興奮したら、薬で鎮静する。施設入所者が家に帰りたいと繰り返し言ったら、ドアに鍵をかける。もちろん認知症の人の命の危険を防ぐ意図もありますが、認知症の人が戸惑っている原因は「置き去り」です。

対処した人たちにとって問題解決になっても、認知症の人の問題は解決しないまま、人道的にもどうかという黒歴史もあったのです。

日本では1990年代以降、非人道的な行為が見直されるようになり、人権を守りながら暮らしを支援する方法が模索され続けてきましたが、「対処」の枠を出ることはなかなかできませんでした。

ところが、人生100年時代となり、認知症は年をとれば誰でもなる可能性があるとわかりました。対処する側の人たちも、いずれは我が身のことと気づいたこともあり、原因についてより考えるようになりました。そして対処に終始する社会は、認知症の人が安心して暮らせる、フレンドリーな社会とは言えないと認識が改まってきたのです。

人口減少が続く日本で、認知症の人は2060年まで増え続けると言われ、もうすぐ認知症の人が「多数派」になる時代です。もはや人口構造的にも対処社会は成り立たなくなってきた。このままではみんなが困る日が近づいています。

こうしたことは認知症に限らず、精神疾患やほかのさまざまな障害がある人の場合でも同様の問題があります。この本では、認知症のこととして述べ、言及を控えますが、多数派が暮らしやすいように変化していくのが成長期の世の常で、社会のほとんどのものは、健常者向けにデザインされていたのです。

しかし、超高齢社会は認知症の人が多数派で、精神疾患やほかのさまざまな障害（中途障害）がある人も多い社会になり、いま認知症の状態ではない人も、健康に留意して長生きをすれば認知症になる、というパラドキシカルな未来が見えているのですから、早急に社会を変えるのが得策ではないでしょうか。

認知症は「年をとれば誰でもなる可能性がある」と言われていて、認知症の人は2024年に400万～500万人、2060年には645万人になると推計されていながら、いまだ認知症への備えとなる社会変革の歩みは遅いと感じています。

どんな社会なら認知症の人は生きやすい？

加えて述べると、何も障害がない人は、健常者向けにデザインされた社会で、実はさまざまなものに支えられていることに気づきづらい。一方で、何らかの障害のある人は、頼りになるものの少なさに困っています。

どういうことかと言うと、階段とエレベーター、エスカレーターがある建物では、歩ける人には別の階への移動手段が3つありますが、車椅子で生活をしている人には1択だということ(赤ちゃんを乗せたベビーカーと移動中のパパやママ、お買い物カートを使っている元気高齢者も同じで、案外、身近なことです)。

つまり、健常者には依存先がたくさんあって、多くのものに依存していることにも気づかず、自立していると思っている。しかし、障害がある人というのは、何かに頼らなければ生きていけないと早合点されやすいけれど、実は依存先が限られている。

真の自立とは、何にも頼らないことではなく、膨大なものに頼りながら、何にも依存していないと感じていられる状態だと。

これは当事者研究の第一人者、東京大学の熊谷晋一郎先生の論文に書かれていたことで、障害の本質をつく見解だと思います。認知症の人が安心して暮らせる、認知症フレンドリーな社会をつくるためにも欠かせない考え方だと感銘を受けました。

私たちは、認知症の人がたくさんのものを頼りにしながら、**「私は認知症になっても自立した生活を継続できる」**と感じていられる社会へと変わる必要に迫られています。

認知症は「必要以上に恐れる」と進行が加速する

私は、**認知症というのは、必要以上に恐れてしまうと、症状の進行を加速させてしまう危険がある**、と考えています。認知症を恐れるあまり、診断が遅れるからだけではありません。

誰でも失敗が続いたり、できないことが増えたりすれば、不安になり、また失敗するのは嫌ですから、怖くなってしまう。認知症を恐れていると、診断前でも、後でも、認知症の症状として起こる失敗に対する不安や怖さは、より強くなってしまうでしょう。

すると気持ちも、行動も内向きになり、他者や社会との関わりが減っていき、「しないこと」が増えてしまった結果、できたことができなくなってしまう。マイナスの連鎖が起きてしまうのです。

まるで合言葉のように「生産性向上」が唱えられていて、ちょっとした失敗も許されないムードがある現代では、とくに「認知症です」とカミングアウトしにくい現実もあります。

認知症の人にとって、認知症ではない人向けにデザインされている社会は、その人に保たれている機能を発揮しづらく、失敗してしまいやすい社会ではないでしょうか。失敗を恐れ、できないことが増えて症状が進行することを恐れ、マイナスの連鎖に取り込まれないよう、必死に戦わなくてはならない。

しかし、認知症の人もしたいことをし続けるために、集える場所、頼れる人、環境、テクノロジーが整った、認知症の人のことも考えてデザインされた社会だったら、どうでしょうか。

認知症フレンドリー社会とは、認知症フレンドリーコミュニティの創造を手がける徳田雄人さん(株式会社ＤＦＣパートナーズ代表取締役)が著書で示した未来予想で、私たちがめざすべき共生社会のイメージです。

そのような地域づくりは、先にも述べた認知症基本法の施行もあって全国に広がっています。当クリニックのある福岡市もさまざまな取り組みを実施していますので、次項で紹介しましょう。

さらに、私は福岡市のその取り組みのなかで、「認知症フレンドリーテック」の発想で、テクノロジーを活用し、認知症の人の「○○し続ける」を支えるツール開発を試み、一部、実用化もされています。

認知症の人が意欲的に「○○し続ける」に取り組める環境が整った社会になれば、認知症を誤解し、やみくもに恐れた時代は終わるでしょう。

福岡市の「認知症フレンドリーシティ宣言」

福岡県福岡市（高島宗一郎市長）は2018年に「認知症フレンドリーシティ」を宣言し、認知症フレンドリーシティ・プロジェクトを開始しました。

活動は、人生100年時代に、誰もが住み慣れた地域で、心身ともに健康で自分らしく暮らせるまちづくりプロジェクト「福岡100」の一環で、さまざまなアクションを産学官民〝オール福岡〟で推進。私は地域で働く認知症専門医として、認知症の当事者の方々とともに認知症関連アクションに参画しています。

すべての活動は市のホームページで紹介されていますので、ここではとくにみなさんにお知らせしたい3つのことをご紹介しましょう。

はじめにお知らせするアクションは、認知症の人を含む多くの方がより過ごしやすい環境を整えるための「認知症の人にもやさしいデザインの手引き」の策定（2020年）です。環境を整える30のポイントをまとめ、書籍化して販売するほか、市のウェブサイトからダウンロードも可能になっています。

そして2つめ。2023年、そのデザインのポイントに則った空間デザインの「認知症フレンドリーセンター」が誕生し、市民が集って認知症を学び、認知症の人が活動し、その活動を市中に広げる拠点として利用されるようになりました。

ある認知症当事者の方は、パソコン作業がお好きで、このセンターで開催されるイベントでのアンケートの、集計業務を担っています。

その仕事は、ご自身の認知症の進行を遅らせるためにも、やりがいや達成感を得るためにも大切で、「もっとやりたい、やり続けたい」と話しておられます。

ご自身のスケジュール管理もパソコンで続けていて、毎朝まずパソコンのカレンダーでその日の予定を確認し、出勤日には仕事に出ます。外出時、道に迷ったときはタブレットの地図のナビ機能を利用して、生活の障害を軽減しているそうで、そうしたことが続けられているために、自分らしい生活のリズムが保てているとも話してくれました。

福岡市の認知症の人と企業をつなぐ取り組み

さらに3つめとして、認知症の人のチャレンジを支援するアクションがいくつかあります。「福岡オレンジパートナーズ」や「オレンジ人材バンク」といった組織を介して、認知症の人と企業が双方向で関わりをもち、商品開発を行うなど、無理のない就労を実現しているのです。

191ページで紹介した「内容を忘れてしまうけれど、読んだ瞬間、心が動き、楽しいから読書を続けたい」と言った方は、このオレンジ人材バンク登録第1号の認知症当事者で、福岡オレンジパートナーズの登録企業が運営する書店で月に1回、働いておられました。本当に、本がお好きなのですね。

以前、「認知機能の変化により外出が困難になってきた頃に仕事の話をいただいて、最初は驚いた。けれど、いまの私にできることがあるなら、何でもしてみたいと思って」と、書店勤務について笑顔で話してくれたことがありました。

現在は先に紹介した認知症フレンドリーセンターで、また違う仕事に就いておられると聞いています。

福岡市では、こうしたアクションを進めるにあたり、当事者の意見を重視し、さらにニーズの多様性を鑑みて、一方的で、画一的なサービスにならない配慮をしています。

支援というより、認知症の人が自分らしい活動を続ける環境整備をしている。就労は、目的ではなく「認知症の人が自分らしい活動を続ける」手段と捉えて、企業にも理解を促しています。

認知症当事者は「経験専門家」、貴重な社会資源だ

実際、企業にとっていま認知症の状態にある人は貴重な労働力です。

なぜなら先にも述べたとおり、これから認知症の人が多数派となるので、企業は商品やサービスを開発するにあたり、そのマーケットを無視できないからです。**いま認**

知症の状態にある人は、当事者にしかわからないことを知っていて、アイデアが出せる「経験専門家」ですから、その意見やアイデアはとても貴重なのです。

まだ「認知症フレンドリー社会」とは言えないいま、認知症の人たちはさまざまな困難を、自身のアイデアと工夫で切り抜けて生きている。その経験のなかに、これからの社会に必要なプロダクトについて欠かせない意見やアイデアがまだまだ埋もれていると思います。

それは未来のために貴重な「社会資源」だと気づいた企業は、資源を活用し、先んじて世の中が求める商品やサービスを開発できるのではないでしょうか。

私は、今後は行政サービスや、政治の分野などでも「経験専門家の知恵」という社会資源がもっと活用されるといいと思っています。

全国の自治体が認知症フレンドリーな地域づくりを進めるいま、各担当部署に認知症の経験専門家が勤務していたら、そのプロジェクトの進捗を速めることができたり、質を高めたりもできるでしょう。認知症政策の本気度を企業などに示すにも、有効かもしれません。

さらに、企業が認知症を正しく理解し、認知症の人たちを適切に処遇することは、すべての社員にとって「安心して働ける会社」の証として、歓迎されるはずです。

この安心は、働くうえでのモチベーション維持に役立ち、有能人材の流出を防ぎ、企業に大きなメリットをもたらすでしょう。

認知症フレンドリーテック開発、始動!

福岡市は、認知症フレンドリーシティ宣言をしているうえに、「エンジニアフレンドリーシティ」をも標榜しています。市がエンジニアと協力し、エンジニアが福岡で働きたいと思うようなまちづくりをめざすムーブメントを起こしているのです。官民一体で、さまざまなイベントやコミュニティを企画・運営しています。

その一環で私は、2022年に「認知症フレンドリーテック」というコミュニティを立ち上げました。認知症当事者が安心して生活し、それぞれの力を発揮するために利用できるテクノロジーの開発を目的にしています。

テクノロジー開発の世界には、所属に関係なく、自由意志でエンジニアや関係者が集まり、世の中に生み出したいテクノロジーのアイデアを出し合う知恵のマラソン「アイデアソン」や、プログラミング（ハック）を競い合うマラソン「ハッカソン」というイベントを開催する文化があります。

そこで、コミュニティ・認知症フレンドリーテックではこれまで、医療や介護の関係者とエンジニア、デザイナーなどが集い、認知症の人の支援にどんなテクノロジーがあったらいいか、意見を出し合う「アイデアソン」を1回、開催しました。

さらに、アイデアソン後にチーム編成をして、実際にアプリケーションなどのプロトタイプを制限時間内で開発し、プレゼンし合う「ハッカソン」を2年連続で開催。2年とも盛会で、これから認知症フレンドリーなテクノロジー開発を現実化していく、いいスタートを切ることができました。

こういったテクノロジー開発にご興味、ご関心がおありの方は、ぜひ「エンジニアフレンドリーシティ福岡」のホームページから「コミュニティ紹介」に飛んで、認知症フレンドリーテックのウェブサイトをご覧ください。

これまでに開催したハッカソンなどの詳しい模様のほか、私がともに開発に参加してくれるエンジニアを探すために、エンジニアの情報サイトＺｅｎｎなどに書いた「認知症フレンドリーテックとは何か、なぜ必要か」といった記事のリンクを掲載しています。

認知症フレンドリーテックの開発は、ＡＩ搭載のロボットを作るとか、利用する人が新たに何か機械を買わなければ利用できないようなサービスを考えているわけではありません。

利用する人はご自身のスマートフォンで操作ができるものが中心です。主にＬＩＮＥなどすでに利用しているアプリケーションを使うか、新たにアプリケーションを入れるとしても、簡単にアクセスし、操作できるツールの開発を進めています。

「ニーズをもつ人」「作りたい人」「作れる人」がつながった！

先のハッカソンでは、通勤前の身じたくの際、忘れものチェックをするコンシェルジュ機能をもたせたツール「お願いマイコンシェルジュ」が、福岡県の若年性認知症コーディネーター、介護関係者、エンジニアの3人の女性チームによって開発されました。彼女たちは若年性アルツハイマー型認知症当事者のサポートを得て、実用的で、かつ楽しいツールを企画・開発したのです。

一方、あるチームは、福岡県中間市で収集されていた地域情報、それは「この肉屋さんは配達可」とか、「この魚屋さんは一人前の刺身をつくってくれる」とかいったことを、スマートフォン上のマップに表示するアプリの開発に取り組みました。

すでに認知症の人にもぜひ届けたいアナログ情報が多数あるものの、情報は日々アップデートされるので、アナログで配布するのは有意義ではない。市には専門家に開発・運営を依頼する予算はない。そこでハッカソンに参加してくれたのです。

ハッカソンでの開発チームには中間市の職員さんのほか、全国からハッカソンに参加していたエンジニアなどから興味をもった数名が加わってくれました。ハッカソン終了後には中間市に集い、ミーティングを重ねていると聞いています。

認知症フレンドリーテックの開発はまだ始まったばかりですが、1つ大事なポイントがあります。

何度か紹介したとおり、**認知症はグラデーションをもち、認知症の人のニーズは多様なので、1つツールを作ればみんなが使えるというものではありません。**認知症の人それぞれの性格もあって、ニーズや困りごとは個別化するので、大手IT企業が行うテクノロジー開発とは趣が違うものが求められます。

そのような認知症フレンドリーテックに、ニーズをもつ人、作りたい人、作れる人の出会いの場ができたことを私は喜び、楽しんでいます。

コロナ禍のステイホームから思いがけない展開に

私自身は、たった1度ハッカソンに参加したことがあっただけという初心者マーク状態であったにもかかわらず、無謀にもハッカソンを主催することを思いつき、準備を始めてから「本当にできるのか？」と不安に思ったりもしました。

しかし、多数の支援者と参加者のおかげで、私自身とても楽しい出会いと発見のあるイベントになって、チャレンジして良かったと思っています。

いま思えば、プログラミングを学んでみたいという気持ちがずっとあり、コロナ禍にいくらか時間の余裕ができて、医療者向けのプログラミング講座をオンライン受講することができたのがはじまりでした。

その学びはオンライン診療の実用化にも役立ち、認知症フレンドリーテック開発につながり、自分自身のワークとしては、ＣｈａｔＧＰＴを使ったアドバイザーも作成しました。

これは認知症の人やご家族が困りごとを相談するとアドバイスしてくれる仕組みです。ＣｈａｔＧＰＴ Ｐｌｕｓを契約されている方ならこちらから使用可能です。

https://chat.openai.com/g/g-CLcJuw4ul-dementia-friendly-tech-advisor

とても具体的なアドバイスがもらえるツールです。

たとえば「買い物をしすぎて困っている。財布を取り上げるべきか？」とアドバイザーに聞いてみると、「買い物が多くてお困りで、大変な状況だとうかがえます」とまずは共感したうえで、「財布を取り上げるという行動は、その方の自尊心や自立心を損なう可能性があるので、慎重に検討しましょう」と伝えて、具体的な対処方法をいくつか提案してくれる、という具合です。

私にとって認知症フレンドリーテックの推進は、好きなことに夢中になれて、仕事に活かせて、それが社会の役にも立てる〝三方よし〟のワークです。

ただし、2年連続で開催したハッカソンですが、2024年度はお休み。11月開催の「NPO地域共生を支える医療・介護・市民全国ネットワーク第3回全国の集いin福岡2024」の大会長を拝命して、そちらの準備、運営に集中していたのです。

とはいえ2025年度に向けて、新たな企画を詰めています。

ハッカソンはそのイベントの性格上、単発のイベントで活動が完結してしまい、成果が実用化されることは稀です。そこで、スタートアップ支援の専門家にも協力してもらい、起業資金となる賞金も用意して、認知症フレンドリーテックを活用したスタートアップの実現につなげるイベントを開催したい。

いよいよ社会に認知症フレンドリーテックを羽ばたかせるステップに踏み出したいと思います。

記憶力を助ける「ローテク」も楽しく活用！

認知症フレンドリーテックについてご紹介する最後に、認知症を「支えるテクノロジー（Assistive technology：アシスティブテクノロジー）」も多様で、「ローテク」も大いに活躍するという、楽しい実例をご紹介しましょう。

テクノロジーとか、IT、ICT、AI、こういった横文字はとにかく苦手と思う人にも、きっとお楽しみいただけるお話です。

それは失語症や記憶障害、認知症の人へのアシスティブテクノロジー研究の第一人者、安田清先生の開発された「ローテク」。もの忘れなどの障害がある人をサポートしながら、生活を明るくする工夫、困りごとを楽しく切り抜ける知恵の結晶です。

安田先生は言語聴覚士として長年、障害のある人を支える現場で研究を続けておられ、私は先生の講演を聞いて感銘を受けて以来、大ファンになって、第2回ハッカソンでは特別講演をしていただきました。

安田先生の許可をいただいて、いますぐ誰でも真似できる楽しいアシスティブテクノロジーをいくつかご披露しましょう。


たとえば、安田先生が開発に20年の歳月を傾けた**「新記憶サポート帳」**。（227ページ）。

記憶の障害がある人も書きやすく、役立てやすい日記帳になるよう改良が重ねられた逸品です（なんとAmazonで買えます）。

1日分は1見開き。夜に1日のことを思い出しながら書くのではなく、その都度こまめに、1日に何度も書きます。

置いておくのは、最も時間を過ごす居場所がいいでしょう。たとえば台所だったり、テーブルだったり、筆記用具とともに置いておき、こまめに書きます。

そこに書くのは、予定、食べたもの、献立、買ったもの（レシート添付）、お金の出金・入金、連絡した・会った人、会話の内容、行った場所、血圧値、服薬等の実行済チェックなど。

そして、買い物に行く前には最近のレシートを見て「買ってはいけないもののメモ」を書き、持って行くという具合に活用します。

さらに、このノートを家族と共有して、家族には決めた色のペンを使ってもらって、ついつい家族に重複して尋ねてしまうようなことは書いておいてもらいます。

もし、よく尋ねてしまうことをまた尋ねてしまったら、家族は「ノートに書いてあるから、見て」とだけ答えるようにして、自力で「必要な情報」にアクセスし続けることを支援するのです。

外出時には付箋を持参します。それに基本の記入事項を書いておき、帰ったらノートのなかの定位置に貼る。思い出して書かなくていいから、苦にならず続けられます。「忘れてしまう」「思い出せない」からといって、自分の暮らしの情報を自力で管理することを諦めないために、大いに役立つノートなのです。

安田先生は「認知症の人を最も不安にさせるのは情報の欠如です。記憶に不安を覚えてくると、TODOメモなどをたくさん書くようになる人が多いですが、いざというときメモが見当たらなかったり、終わったら捨てていて、振り返りの役に立たなかったりします。**1冊の帳面に、暮らしに必要な情報が整理されていることが大事。**〝これ1冊あれば安心〟という帳面を自分で作っていけます」と話しておられました。

いちばん忘れたくないことをここに書きます

2024年2月3日土曜日　天気（晴）

今日の大事なこと　娘ようこの誕生日

前日までに書いておきます。ご家族が書いてもOK

今日やること	完了	やったことや会った人のこと
デイサービス	済	10：00　お迎え（じんさん担当）
ようこが来る		18：00　ようこと料理

やったら「済」チェックを

支払いと収入	食事とメニュー		服薬と時間	
1640円	朝	トースト、ゆで卵 ミルクティー、リンゴ	アムロジピン クレストール	時 分
	昼			時 分
	夜			時 分
	間食			

飲んだ薬と時間を書く

作ったものや食べたもの

お金を払ったらここに記入します

予定（その日まで書きます）今日は2月3日	覚えておくこと（覚えるまで書きます）	健康
2月10日土曜10時歯科		血圧　脈拍
2月22日木曜14時自治会茶話会		体重　体温
		血糖　便通
		歩数／時間 歩／　時間　分
		起床　／　就寝 7時10分／時 分

診察日など決まった予定を書きます。予定日まで毎日書くことで予定忘れが減ります。

血圧や体重、体温など体調管理はここに書きます。

置き場所	財布	メガネ	携帯電話	鞄	時計	鍵（　）	鍵（　）	
確認チェック		○		○				

よくなくす物がいつもの場所にあるか確認してから就寝します

続いて、こちらは**「見せ金ファイル」**です！

こちらは認知症の人の「お金への不安」を軽減するツールです。

透明のハードファイルに2、3枚のお札を入れ、「非常用」として目立つ場所に貼っておきます。

これを貼ることで、お金への執着心が減ったり、もの盗られ妄想を防いだりでき、安田先生の実験では、ほとんどの人は貼られていることで安心し、ファイルのお金を遣うことはなく、貼ったままにしておいてくれたそうです。

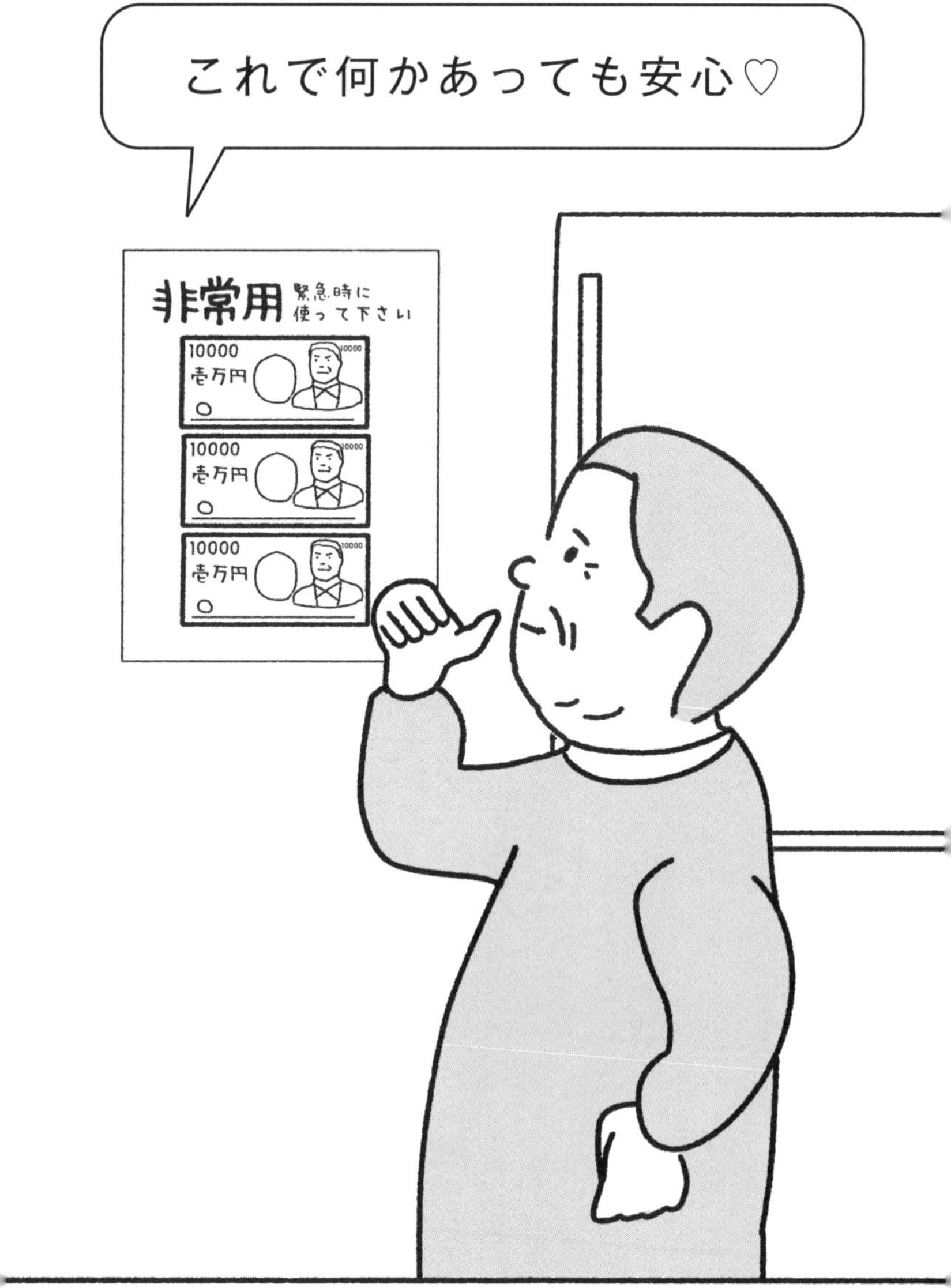
これで何かあっても安心♡
非常用
緊急時に使って下さい
10000
壱万円
10000
壱万円
10000
壱万円

そしてこちらは**「認知症支援犬」**。

スマートフォンやICレコーダーなどアシスティブテクノロジーとして使える機器を「持ち忘れる」「持つのを嫌がる」認知症の人に、必要なタイミングで機器が発信する情報を届けます。

この研究についてうかがったとき、私は思わずうなりました。

安田先生は「支援を必要としている人を特定し、追尾機能をもち、個別性のある用件に応えられるロボットを開発するには長い時間がかかりそうですが、愛犬は3日の訓練で用が足せる支援犬になってくれ、愛情交流もあります」とおっしゃった。

アシスティブテクノロジー開発の奥行きの深さを感じました。

「認知症支援犬を育てる会」は以下のホームページに詳細があります。

https://hojoken.grupo.jp

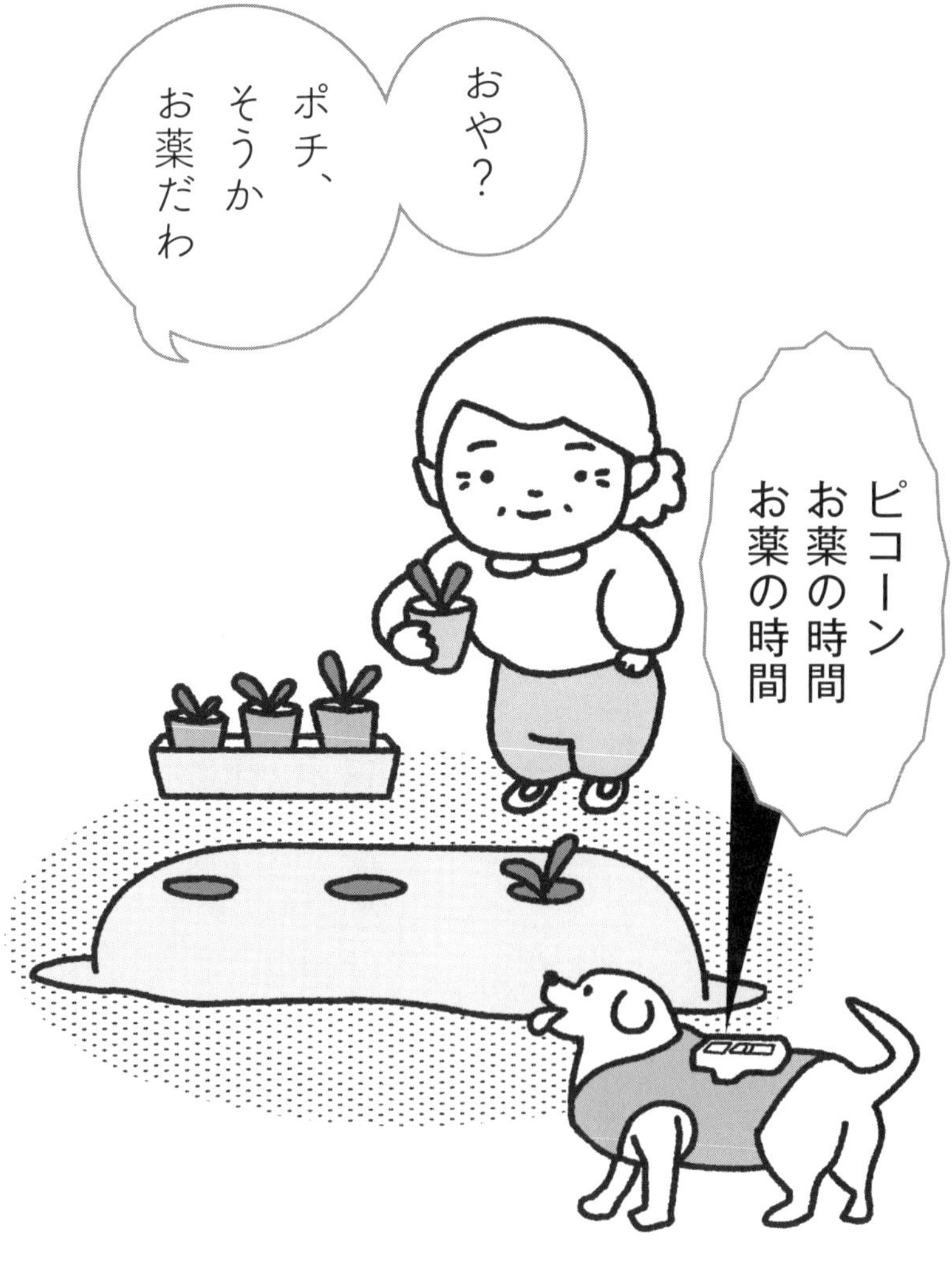
おや？
ポチ、
そうか
お薬だわ
ピコーン
お薬の時間
お薬の時間

安田先生は、ローテクに限ってアシスティブテクノロジーの研究・開発をしているわけではありません。

ＭＣＩや認知症の人の暮らしを支援するミドルテク（ＩＣレコーダーやスマートフォンを利用する方法、衣類のリメイク）や、ハイテク（ロボットやＡＩでの生活支援）なども幅広く研究しておられます。

研究の成果は、ご著書『ＭＣＩ・認知症のリハビリテーションＡｓｓｉｓｔｉｖｅ Ｔｅｃｈｎｏｌｏｇｙによる生活支援』（エスコアール刊）にまとめておられます。このご著書は日本で唯一の、認知症フレンドリーなアシスティブテクノロジーガイドです。

一般の方がご家庭で手軽に活用できるアシスティブテクノロジーが多数紹介されていて、ＭＣＩや認知症の人の暮らしを支えるテクノロジーについて理解が深まります。また、安田先生ご自身のホームページにも関連情報が多数紹介されていますので、ご興味をもたれたら「安田清のホームページ」で検索してご覧ください。

ハイテクであれ、ローテクであれ、認知症の人の暮らしを支えるアシスティブテクノロジー開発には、まだまだ未来があると思います。

私はハッカソンで認知症の人と接点がなかった技術者と認知症当事者のコラボを見てそう感じ、ワクワクしました。

こうしてさまざまな人が混ざり合い、さらに発展著しいＡＩの力も借りることで、認知症フレンドリーテックの分野がきっと世界で役立っていくでしょう。

おわりに

最後までお読みいただき、ありがとうございました。

認知症になることを、心配することはありません。認知症になっても特別心配することはありません。健康に気をつけて、長生きをすることは、「寿《ことほ》ぐ」ことです。

まずは治療できる認知症を見逃さないように、早期に受診・診断を受け、適切な治療をすること。そして、認知症フレンドリー社会へ変わっていくこと。私たちは、自分で不安や恐れを手放すことができるのですから、希望があります。

訪問診療で多くの認知症の方の診察をし、専門医として認知症フレンドリー社会をめざす取り組みなどに参加していて、そう思っています。

みなさん、年はとりたくないなどと言いますが、内心、とりたくはないけれどどこかで「仕方がない」と思い、恐れてはいないでしょう。

認知症も老化の一部だと考えれば同様に、内心、なりたくはないけれど、仕方がない。なるべく進行を遅らせたい。そんなふうに考えていたらいいのではないでしょうか。

先には、「私たちは、認知症の人がたくさんのものを頼りにしながら、『私は認知症になっても自立した生活を継続できる』と感じていられる社会へと変わる必要に迫られている」と書きましたが、実のところ認知症の人に限ることはまったくないと思っています。

私たちは、誰でもたくさんのものを頼りにしながら、「私はどのような状態になっても自立した生活を継続できる」と感じていられる社会へと変わっていくのがいいでしょう。

いずれは、みんな安心できて、多少の失敗にも寛容な、いつだってなんとかなる、と思える社会へ。まず、みんなの喫緊の課題である認知症フレンドリー社会をめざすことは、その足がかりだと思うのです。

ぜひ、みんなで歩みを進めて参りましょう。

２０２４年11月

内田　直樹

内田直樹（うちだ・なおき）

認知症専門医。医療法人すずらん会たろうクリニック院長、精神科医、医学博士。1978年長崎県南島原市生まれ。2003年琉球大学医学部医学科卒業。2010年より福岡大学医学部精神医学教室講師。福岡大学病院で医局長、外来医長を務めたのち、2015年より現職。福岡市を認知症フレンドリーなまちとする取り組みも行っている。日本老年精神医学会専門医・指導医。日本在宅医療連合学会専門医・指導医。編著に『認知症プライマリケアまるごとガイド』（中央法規）がある。

早合点認知症

2025年1月10日　初版印刷
2025年1月20日　初版発行

著者　内田直樹
発行人　黒川精一
発行所　株式会社サンマーク出版
〒169-0074　東京都新宿区北新宿2-21-1　電話 03-5348-7800
印刷　共同印刷株式会社
製本　株式会社村上製本所

ISBN978-4-7631-4197-2　C0030

定価はカバー、帯に表示してあります。落丁、乱丁本はお取り替えいたします。
ホームページ　https://www.sunmark.co.jp